AF451206

EL ESTILO DE VIDA DEL GUERRERO

Osvaldo Quiroga

EL ESTILO DE VIDA DEL GUERRERO

Un estilo de vida acorde
con tu metabolismo

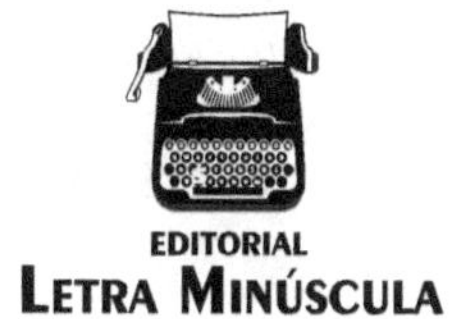

EDITORIAL
LETRA MINÚSCULA

Primera edición: mayo de 2023
ISBN: 978-84-19867-22-3
Copyright © 2023 Osvaldo Quiroga
Editado por Editorial Letra Minúscula
www.letraminuscula.com
contacto@letraminuscula.com

Dedico este libro a mi familia, en especial a mi esposa Ylva y mis hijas Isabel y Maya, quienes han escuchado mis charlas sobre el tema del libro incansablemente y han brindado su apoyo incondicional. También quiero agradecer a los miles de personas que forman parte de la Escuela del cambio de estilo de vida y que, al poner en práctica sus enseñanzas, han logrado cambios significativos en su salud y bienestar. A todos los guerreros y guerreras que luchan contra las enfermedades metabólicas, les dedico este libro con cariño.

ÍNDICE

INTRODUCCIÓN

Desde finales de 1970, el mundo ha experimentado un constante aumento de la obesidad y enfermedades metabólicas a un ritmo acelerado, y se ha llegado a cifras alarmantes que, poco a poco, están también afectando a los niños y a los adolescentes. Los conceptos sobre las enfermedades metabólicas como enfermedades no transmisibles que se perpetúan en el tiempo han abierto *tesoros económicos* casi interminables a las empresas farmacéuticas que buscan *remedios* que no curan, sino que mantienen los sistemas de las enfermedades de por vida. El tema de la alimentación está en boca de todos, pero gracias a la gran propaganda mediática de las grandes compañías alimentarias y farmacéuticas tenemos la ilusión de que los productos que estas compañías promocionan por varios medios son buenos para nuestra salud. Poco a poco, hemos ido cambiando nuestras costumbres y hábitos, incorporando el sedentarismo y el consumo de los alimentos ultraprocesados, y lo hemos hecho a nivel global. Claro está que estos cambios sustanciales tienen mucho que ver con el crecimiento demográfico, la urbanización y el desarrollo tecnológico ocurrido en los últimos años.

Los temas de la alimentación y del ejercicio físico están íntimamente relacionados con la salud metabólica, y la salud metabólica, con el funcionamiento óptimo de nuestro metabolismo. Aquí es importante entender que, aunque la especie humana haya desarrollado nuestras sociedades y alcanzado grandes logros sociales, culturales, científicos y tecnológicos, nosotros, como seres humanos, seguimos funcionando, biológica y bioquímicamente, como nuestros ancestros de la Edad de Piedra. Esto quiere decir que los procesos metabólicos que rigen nuestra vida son los mismos que los de nuestros antepasados, ya que cada cambio genético puede ocurrir a través de millones de años, y nosotros llevamos solo 12.000 años desde la introducción de la primera Revolución agrícola, que fue la que determinó el nacimiento de las civilizaciones y el desarrollo que conocemos y experimentamos hoy en día.

En la primera parte de este libro, describo el metabolismo de una manera entendible para todos, según creo yo. A partir de esta descripción, se puede entender la importancia de la alimentación, el ejercicio y el ayuno en su función metabólica. El metabolismo y su función son un tema casi místico respecto del cual nos han vendido la idea de que hay un metabolismo lento o rápido, y de que las personas obesas o con sobrepeso lo tienen lento, mientras que las personas delgadas lo tienen rápido. A partir de esa idea, se han creado diferentes *soluciones* para incrementar la rapidez del metabolismo, lo que, por supuesto, nunca funciona, ya que el metabolismo no puede ser lento o rápido, pero sí puede ser alterado de manera que no funcione como debe funcionar. Esa alteración tiene mucho que ver con nuestro estilo de vida. Otro de los conceptos erróneos que nos han inducido a creer es que *comemos calorías* y que, si comemos más calorías de las que usamos, vamos a engordar, sin tomar en cuenta la composición nutricional de nuestros alimentos. Entonces, tenemos una gran cantidad de información sobre las calorías y muy poca sobre el contenido nutricional de los alimentos. En esta parte del libro, explico qué pasa cuando comemos y qué pasa en nuestro cuerpo cuando no comemos o cuando hacemos ejercicios.

La segunda parte de este libro trata de dar una breve idea de la historia de la humanidad centrada en el estilo de vida, y aquí juega un importante rol la alimentación. A través de los siglos o de los milenios, hemos desarrollado métodos de cultivo de plantas y de crianza de animales; hemos creado técnicas para conservar los alimentos y hemos mejorado su sabor, textura y olor, entre otros aspectos, añadiendo diferentes aditivos. Este desarrollo nos ha llevado a transformar nuestros cultivos, disminuyendo la biodiversidad y depredando los suelos, y a modificarlos genéticamente con la introducción de organismos genéticamente manipulados. Por otra parte, hemos creado alimentos que son productos industriales y que tienen poco o nada que ver con los alimentos naturales. Es claro que este desarrollo, del que se podría decir que está casi descontrolado, está influyendo de manera negativa en la salud de los habitantes del planeta. La epidemia de obesidad y enfermedades metabólicas parece estar íntimamente relacionada con este desarrollo.

En la tercera parte del libro presento el *estilo de vida del guerrero*, un estilo de vida acorde con nuestro metabolismo. Aquí es importante entender el término *estilo de vida* en contraposición con el término *dieta*, ya que en la vida cotidiana estamos prácticamente inundados de información y consejos sobre diferentes dietas.

Otra parte fundamental de esta tercera sección del libro es presentar la evidencia científica que respalda el cambio de estilo de vida y sus componentes para mantener y reparar la salud metabólica. Los ejemplos de la evidencia existente tienen como objetivo mostrar al público, en general, una pequeña parte de lo que ya se ha descubierto, ya que la evidencia es vasta y crece cada día. Pero aquí también presento nuestra propia evidencia *científica*, construida a partir de mi experiencia y aplicada a miles de personas con los mismos resultados. Por último, expongo los testimonios de algunas de las personas que hicieron el cambio de estilo de vida de acuerdo a las indicaciones para el estilo de vida del **guerrero**. Esta evidencia anecdótica, basada en los testimonios de miles personas que han mejorado su salud metabólica al adoptar el estilo de vida del guerrero, no puede ser ignorada.

PARTE I
METABOLISMO

¿POR QUÉ Y PARA QUÉ COMEMOS?

Normalmente, comemos porque nos encanta el sabor, olor, textura y aroma de los alimentos, y no solemos tomar en cuenta su contenido. Comer y beber es una costumbre social arraigada que se disfruta mejor en compañía de los seres queridos, y su ingesta nos hace recordar momentos placenteros. La comida tiene un papel central en todas las celebraciones y también puede ser un consuelo para muchas personas en momentos de ansiedad. A través de la comida, las personas establecen relaciones sociales y emocionales, comparten valores y costumbres, y fortalecen lazos de amistad y familiares. Sin embargo, la función más importante de la alimentación es biológica, ya que comemos y bebemos para nutrir los 35 billones de células y 100 billones de microorganismos que conforman y habitan nuestro organismo. Ese proceso de nutrición celular se llama *metabolismo*, y es el proceso por el cual cada célula recibe la energía necesaria para realizar los procesos vitales y sintetizar nueva materia orgánica, además de obtener los componentes vitales para el mantenimiento y desarrollo de nuestro organismo. El metabolismo es la base de todos los procesos que nos mantienen vivos. Por esta razón, es importante entender el metabolismo y el papel que juega la alimentación en este.

Además, es importante diferenciar entre el hambre y el apetito. El hambre es la necesidad fisiológica de comer que surge cuando el cuerpo necesita energía o nutrientes, mientras que el apetito es el deseo psicológico de comer, que puede ser influenciado por factores como el ambiente, las emociones y los hábitos y costumbres. Es importante aprender a reconocer la diferencia entre ambos para poder satisfacer las necesidades del cuerpo, y evitar comer en exceso o de manera poco saludable.

En conclusión, la alimentación cumple una función social y emocional, pero su principal función es biológica. Es necesario entender cómo funciona el metabolismo y cómo la alimentación influye en este para poder mantener una buena salud y evitar enfermedades.

¿QUÉ ES EL METABOLISMO?

El metabolismo es el conjunto de procesos bioquímicos y fisicoquímicos que tienen lugar en el organismo a nivel celular. Las células llevan a cabo miles de reacciones químicas para mantener su función vital. Estas reacciones químicas están conectadas en vías metabólicas, que son cadenas de acciones relacionadas (khan Academy, 2022). En pocas palabras, el metabolismo es el proceso por el cual las células reciben energía para realizar sus funciones vitales y sintetizar nueva materia orgánica. Es fundamental en todos los procesos que nos mantienen con vida, como la producción de los componentes celulares, la obtención de energía para trabajar y vivir, la eliminación de los componentes no necesarios, y el almacenamiento de energía para su uso futuro (Frayn, September 2022). El metabolismo es esencial para la respiración, la digestión, la circulación de la sangre, el mantenimiento de la temperatura del cuerpo, la reproducción, y muchos otros procesos vitales.

Estos procesos metabólicos están regulados por hormonas y por enzimas, y se agrupan en rutas metabólicas. Una ruta metabólica es una serie de reacciones químicas conectadas y catalizadas por enzimas, en las que los productos de una reacción se convierten en los sustratos de la siguiente. Estas rutas metabólicas se pueden clasificar en dos grupos generales: catabólicas y anabólicas.

Catabolismo

El catabolismo es el proceso por el cual nuestros alimentos se descomponen o se degradan en moléculas más simples, como monosacáridos, ácidos grasos, aminoácidos y nucleótidos, así como en vitaminas y minerales esenciales. Esta descomposición es gobernada por reacciones químicas que liberan la energía necesaria para el mantenimiento, desarrollo y reparación de nuestras células.

La digestión es un proceso catabólico, ya que es allí donde se produce la descomposición de los alimentos en nutrientes. Cuando no comemos, por ejemplo, durante un ayuno, o cuando hacemos ejercicios cardiovasculares de larga duración (como correr, nadar o andar en bicicleta), también se inicia un proceso catabólico, ya que se descomponen las reservas de energía almacenadas en forma de glucógeno y de grasas, y, en última instancia, se utilizan los músculos (proteínas) para obtener energía.

Los procesos catabólicos producen energía, y las hormonas que actúan en este proceso son el cortisol, el glucagón, la adrenalina y las citocinas, que estimulan la descomposición de las moléculas y la producción de energía (Biga, 2019).

Anabolismo

El anabolismo es el proceso metabólico de construcción o creación de moléculas grandes a partir de los componentes más pequeños producidos en el proceso catabólico. Durante el anabolismo, se utilizan la energía producida y los elementos indispensables obtenidos por las reacciones catabólicas para sintetizar moléculas más grandes a partir de otras más pequeñas. Un ejemplo de anabolismo se da cuando el cuerpo forma proteínas uniendo aminoácidos, o cuando crea grasas como reserva de energía (Nelson, 2017). El anabolismo es un proceso fundamental en el crecimiento y reparación de tejidos en el cuerpo humano. Cuando el cuerpo está tratando de curar una herida, se produce anabolismo al agregar tejido y estructuras alrededor de la herida. También se involucra en el crecimiento de un niño y en la construcción de músculos más fuertes, como lo hacen los fisiculturistas, así como en la creación continua de grasas, que puede llevar a la obesidad (Kumar, 2019). Las hormonas anabólicas son necesarias para la síntesis de moléculas y juegan un papel importante en el anabolismo. Entre estas se incluyen la hormona del crecimiento, la insulina, la testosterona y el estrógeno (Kumar, 2019). Estas hormonas anabólicas son liberadas por el cuerpo en respuesta a ciertos estímulos, como el ejercicio o como el consumo de proteínas, para promover la síntesis de proteínas y el crecimiento muscular.

En resumen, el anabolismo es un proceso esencial para la construcción y reparación de tejidos en el cuerpo humano.

Las hormonas anabólicas son necesarias para la síntesis de moléculas y juegan un papel importante en el anabolismo, especialmente en el crecimiento muscular y en la reparación de tejidos.

Equilibrio

Tanto el anabolismo como el catabolismo son conjuntos de reacciones fundamentales para mantener la vida, y deben estar en equilibrio. Las reacciones catabólicas producen energía en forma de ATP, mientras que las anabólicas usan esa energía para sintetizar moléculas complejas y para el mantenimiento y crecimiento del cuerpo. En condiciones ideales, el uso de energía debe ser equiparado con la energía producida para mantener el balance metabólico adecuado. Es importante destacar que estos procesos no solo nos brindan energía, sino también importantes componentes para preservar y desarrollar nuestra vida. Las reacciones anabólicas son esenciales para la construcción de proteínas y para el mantenimiento de los tejidos corporales, mientras que las reacciones catabólicas nos proporcionan los bloques de construcción necesarios para la síntesis de moléculas complejas y para la producción de ATP. Es crucial que el cuerpo mantenga un equilibrio entre el catabolismo y el anabolismo para garantizar un adecuado funcionamiento metabólico y una buena salud en general.

LA ALIMENTACIÓN Y EL METABOLISMO

La alimentación y el metabolismo están estrechamente relacionados, ya que, a través del proceso de digestión y metabolismo de los nutrientes obtenidos de los alimentos, nuestras células reciben los componentes necesarios para llevar a cabo todas las funciones vitales que mantienen nuestra vida y salud en óptimas condiciones. Por lo tanto, es esencial que comprendamos la importancia de la alimentación en nuestro metabolismo.

Digestión

La digestión es el proceso en el que los alimentos que consumimos se descomponen en nutrientes esenciales, divididos en macronutrientes y en micronutrientes. Los macronutrientes incluyen carbohidratos, grasas, proteínas y ácidos nucleicos, mientras que los micronutrientes son vitaminas y minerales. El páncreas, el hígado y los intestinos son los órganos importantes en este proceso digestivo y en el metabolismo posterior.

El páncreas juega un papel fundamental en la digestión y en el metabolismo, ya que secreta enzimas digestivas en el duodeno para descomponer proteínas, grasas y carbohidratos. Las enzimas clave que produce el páncreas son la tripsina, la lipasa y la amilasa. Además, el páncreas produce las hormonas insulina y glucagón, fundamentales para el metabolismo de la glucosa.

Por otro lado, el hígado es la *fábrica* química del cuerpo, encargado de procesar los nutrientes absorbidos en el intestino delgado y de producir todas las sustancias químicas necesarias para el correcto funcionamiento del cuerpo. La bilis, producida por el hígado y almacenada en la vesícula biliar, ayuda en la digestión y contribuye a las enzimas (lipasas) para descomponer las grasas en ácidos grasos, los cuales pueden ser utilizados por el cuerpo a través del tracto digestivo. Además, el hígado tiene muchas otras funciones, pero su papel principal en el sistema digestivo es procesar los nutrientes y producir las sustancias químicas que nuestro cuerpo necesita (Enciclopedia Médica, 2022).

La digestión comienza en la boca al masticar los alimentos, con la secreción de saliva y sus enzimas digestivas, especialmente la amilasa, que ayuda a descomponer los carbohidratos. La comida se forma en un bolo debido a la masticación mecánica y se traga a través del esófago gracias a la acción de la peristalsis, para ingresar al estómago. El jugo gástrico contiene ácido clorhídrico y pepsina, que pueden dañar las paredes del estómago, por lo que se secretan moco y bicarbonatos para su protección. En el estómago, una mayor liberación de enzimas descompone aún más la comida, lo cual se combina con la acción de agitación del estómago. Principalmente, las proteínas se digieren en el estómago. El alimento parcialmente digerido ingresa al duodeno como un quimo: un líquido semilíquido y espeso. La mayor parte de la digestión tiene lugar en el intestino delgado, donde se encuentra la secreción de bilis, jugo pancreático y jugo intestinal. Las paredes intestinales están revestidas de vellosidades, y sus células epiteliales están cubiertas de numerosas microvellosidades para mejorar la absorción de nutrientes al aumentar la superficie del intestino. La bilis ayuda en la emulsificación de las grasas, y también activa las lipasas. En el intestino grueso, el paso de los alimentos es más lento para permitir la fermentación por parte de la flora intestinal. Aquí se absorbe el agua, y el material de desecho se almacena en forma de heces, que se eliminan mediante la defecación (Wikipedia, Digestion, 2022).

Los alimentos, descompuestos en nutrientes, llegan al hígado desde los intestinos a través de la vena porta hepática para su metabolismo. Los carbohidratos se descomponen en glucosa, fructosa y galactosa. Las proteínas se descomponen en aminoácidos y, por supuesto, también llegan las vitaminas y minerales, que forman parte de los alimentos ingeridos.

Las grasas, una vez digeridas y descompuestas en ácidos grasos, pasan a través del sistema linfático y luego por todo el cuerpo a través del torrente sanguíneo para ser utilizadas o almacenadas como energía, para la reparación celular y para el crecimiento. Además, el sistema linfático absorbe ácidos grasos para ayudar a combatir las infecciones (Santos-Longhurst, 2019).

CARBOHIDRATOS

¿Qué son los carbohidratos?

Los carbohidratos, también conocidos como *hidratos de carbono* o *glúcidos*, son moléculas compuestas por átomos de carbono (C), hidrógeno (H) y oxígeno (O) en una proporción de dos átomos de hidrógeno por cada átomo de oxígeno. Estas moléculas de azúcar pueden ser individuales o unirse para formar cadenas.

¿De dónde provienen los carbohidratos?

Los carbohidratos, en su mayoría, son elaborados por las plantas durante la fotosíntesis, proceso complejo mediante el cual se combinan el dióxido de carbono (CO2) del ambiente con el agua (H2O), y se convierten en azúcares, formados por átomos de carbono, hidrógeno y oxígeno. Por esta razón TODOS los vegetales contienen carbohidratos en mayor (o menor) cantidad, pero también se encuentran en la leche y en la miel de abejas.

¿Qué tipos de carbohidratos existen?

Es común clasificar los carbohidratos en dos categorías: simples y complejos. La diferencia entre estas dos formas radica en su estructura molecular, ya que los carbohidratos simples se presentan en forma libre o unidos en parejas, mientras que los carbohidratos complejos están unidos en cadenas. Esta diferencia afecta la rapidez con que se digieren y se absorben los carbohidratos. En términos generales, los carbohidratos simples se digieren y se absorben más rápidamente que los carbohidratos complejos, que vienen en cadenas.

Carbohidratos simples

Los carbohidratos simples contienen los grupos monosacáridos y disacáridos. Los monosacáridos se componen de una sola unidad simple de azúcar y no se pueden descomponer en otros compuestos más simples de azúcar. Estos son la glucosa, la fructosa y la galactosa.

La **glucosa** es una unidad simple de azúcar, y el cuerpo lo usa como fuente de energía,

la **fructosa** es una molécula simple de azúcar que se encuentra en las frutas y en la miel de abejas. El cuerpo NO la usa como fuente de energía, como es el caso de la glucosa. La fructosa se encuentra de manera natural en todas las frutas y en la miel de abejas y sus derivados, pero también en todos los alimentos ultraprocesados que contienen jarabe de maíz con alto contenido de fructosa.

La **galactosa** es una molécula simple de azúcar producida especialmente en mamíferos y se encuentra en la leche que sirve para alimentar a sus crías. La galactosa se encuentra, por ende, en la leche y en los productos derivados de esta, además de algunos vegetales y frutas.

Cuando dos moléculas se combinan, tenemos los disacáridos, que son, por ejemplo, el azúcar de mesa o **sacarosa**, que se compone de una molécula de glucosa y una de fructosa, o sea, 50% de glucosa y 50% de fructosa; la **lactosa**, que es una molécula de galactosa y una de glucosa; y la **maltosa**, que es la combinación de dos moléculas de glucosa. Pero también tenemos un disacárido llamado *jarabe de maíz con alto contenido de fructosa*, creado por la hidrólisis del maíz, que contiene fructosa unida a glucosa. En esta unión hay mayor cantidad de fructosa que glucosa, y contiene, por lo menos, 55% de fructosa y 45% de glucosa. El jarabe de maíz con alto contenido de fructosa ha sido desarrollado en

Japón en la década del setenta y ahora es usado por la industria alimentaria en la producción de alimentos procesados y ultraprocesados alrededor del mundo, por ser más barato y, por supuesto, más dulce que el azúcar de mesa o sacarosa.

Ejemplos de alimentos que contienen carbohidratos simples son dulces o golosinas, refrescos, gaseosas, azúcar de mesa, jugo de frutas, frutas, tortas, helados, pasteles, miel de abejas, etc.

Carbohidratos complejos

Los carbohidratos complejos contienen tres o más moléculas de glucosa unidas entre sí; se dividen en oligosacáridos y en polisacáridos. Los oligosacáridos constan de tres a diez moléculas de glucosa unidas entre sí, y los polisacáridos constan de más de diez moléculas de glucosa unidas en cadenas. Estos carbohidratos complejos incluyen almidones, fibras y glucógeno.

El almidón

El almidón se encuentra en todas las plantas como producto de la fotosíntesis y representa el material alimentario de reserva o en el endospermo de las semillas. Esta fuente de material alimentario es consumida durante el metabolismo de las plantas, como alimento cuando las plantas están bajo estrés, o bien como fuente de energía en la germinación de las semillas y en las primeras etapas de las plántulas (Sánchez-Ken, 2022). El almidón constituye la mayor reserva de energía de todas las plantas y es abundante en semillas, raíces y tubérculos. Por lo tanto, se encuentra en una variedad de alimentos, como panes, cereales, fideos, pastas, así como en papas, batatas, zanahorias, y otros tubérculos, y también en frijoles, maíz, lentejas, garbanzos, etc.

Los vegetales que contienen solo pequeñas cantidades de almidón se clasifican como vegetales sin almidón. Estos incluyen alcachofas, espárragos, coles de Bruselas, brócoli, repollo, coliflor, apio, pepino, berenjena, hongos, cebollas, pimientos, lechuga, espinacas, tomate, calabacín, nopal, entre otros.

Fibra

La fibra es un polisacárido que nuestro cuerpo no puede digerir y pasa relativamente intacto a través de su estómago, intestino delgado y colon, y fuera de su cuerpo. La fibra se clasifica comúnmente como soluble, que se disuelve en agua, o insoluble, que no se disuelve. La fibra soluble se encuentra en avena, guisantes, frijoles, manzanas, frutas cítricas, zanahorias, cebada y *psyllium*. Este tipo de fibra puede ayudar a reducir los niveles de colesterol y glucosa en la sangre. Por otro lado, la fibra insoluble promueve el movimiento de material a través de su sistema digestivo y aumenta el volumen de las heces, por lo que puede ser beneficioso para quienes luchan contra el estreñimiento o contra las heces irregulares (Mayo Clinic Staff, 2021).

Glucógeno

El glucógeno funciona como una de las dos formas de reservas de energía. Este es para almacenamiento a corto plazo, y la otra forma son las reservas de triglicéridos en el tejido adiposo (es decir, la grasa corporal) para el almacenamiento a largo plazo. En los seres humanos, el glucógeno se produce y se almacena principalmente en las células del hígado y del músculo esquelético. En el hígado, el glucógeno puede representar entre el 5% y 6 % del peso fresco del órgano, y el hígado de un adulto, que pesa 1,5 kg, puede almacenar aproximadamente entre 100 y 120 g de glucógeno. En el músculo esquelético, el glucógeno se encuentra en una concentración baja (1-2% de la masa muscular), y el músculo esquelético de un adulto que pesa 70 kg almacena aproximadamente 400 g de glucógeno (Wikipedia, 2022). El almacenamiento de glucógeno es esencial para mantener un suministro constante de energía para el cuerpo durante actividades físicas y períodos de ayuno.

METABOLISMO DE LOS CARBOHIDRATOS

Hemos indicado anteriormente que, en el proceso metabólico, también está involucrado el páncreas y lo hace de dos formas: de forma **exocrina**, segregando enzimas que ayudan en el proceso de la digestión (y, en este caso, en la descomposición de los carbohidratos) y de forma **endocrina** con la generación de dos hormonas importantes en el metabolismo de la glucosa: la insulina y el glucagón, que sirven para regular el balance metabólico de la glucosa (homeostasis).

La glucosa es una fuente de energía importante que requiere una regulación cuidadosa dentro del cuerpo, ya que demasiada o muy poca glucosa puede causar efectos perjudiciales (Vargas, 2022). Para poder llevar a cabo sus funciones, la glucosa debe entrar al interior de la célula para incorporarse a las vías metabólicas y, para lograr entrar, requiere transportadores que le permitan cruzar la membrana celular. Es así como los transportadores de glucosa trabajan de manera coordinada con hormonas, receptores y segundos mensajeros, para mantener el flujo de este metabolito (glucosa) en condiciones normales. (Rivera, 2021). Los transportadores de glucosa se dividen en dos familias: transportadores de glucosa (GLUT) y transportadores de sodio y glucosa (SGLT).

Transportadores de glucosa importantes (GLUT)

Entre los transportadores de glucosa más importantes y estudiados, está la familia de la clase 1, que consiste en GLUT-1, GLUT-2, GLUT- 3 y GLUT- 4.

GLUT-1: Se encuentran en las células de tejidos que utilizan la glucosa como combustible principal y requieren un constante suministro de glucosa para la producción de energía. Esos son los glóbulos rojos o eritrocitos, las células endoteliales[1] de la barrera hematoencefálica[2], el cerebro, la placenta y el riñón. Este transportador de glucosa NO requiere insulina y posee una alta afinidad por la glucosa, por lo que es capaz de transportarla al interior de las células a cualquier concentración, lo que ayuda a mantener una concentración intracelular de glucosa estable (Rivera, 2021) (Galochkina, 2019). En otras palabras, estas células absorben la glucosa SIN mediación de la insulina y se encargan de mantener el constante suministro de glucosa al cerebro y a la sangre.

GLUT-2: Está presente en las células del hígado (hepatocitos); en el páncreas, en las células beta de los islotes de Langerhans; y, en menor cantidad, en la membrana basolateral de las células epiteliales del intestino delgado y del riñón. Transporta la glucosa proporcionalmente a su concentración, por lo que se le atribuye la propiedad de ser sensores de glucosa

---

1   Una célula endotelial es el tipo de célula plana que recubre el interior de todos los vasos sanguíneos (incluyendo los vasos capilares) y está en contacto permanente con la sangre.

2   La barrera hematoencefálica (BHE) es una estructura compleja constituida por células endoteliales de la red capilar del sistema nervioso central (SNC).

en las células que lo poseen y manda una señal para regular las funciones de las células, incluida la secreción de insulina de las células beta (β) del páncreas, la reabsorción renal (que los riñones retengan la glucosa) y la absorción intestinal de acuerdo con el entorno del azúcar (Machado Olano, 2019).

Después de las comidas, el hígado es capaz de incorporar la glucosa proveniente de los alimentos gracias al GLUT-2, para ser convertida rápidamente en glucógeno, de tal forma que este GLUT es un transportador de tipo bidireccional que puede transportar glucosa desde la sangre al tejido o desde el tejido hacia la sangre. El GLUT-2 también tiene la habilidad de transportar fructosa. (Rivera, 2021) (Leturque, 2009).

Este trasportador de glucosa no requiere insulina para su acción, sino que más bien es sensible a la cantidad de glucosa a su alrededor. Cuando la cantidad de glucosa en su entorno es baja, se inhibe la acción de este transportador y, cuando la glucosa en entorno es alta, se incentiva la acción del transportador.

GLUT-3: Es el transportador de más alta afinidad por la glucosa. Este, junto con el GLUT-1 en el tejido nervioso, refuerza la importancia que tiene para mantener el nivel basal de glucosa en sangre y placenta (Rivera, 2021). En otras palabras, mantener el nivel de glucosa en rangos normales en ayunas. GLUT1 es el principal responsable del transporte de glucosa a través de la barrera hematoencefálica, y GLUT3 controla la captación de glucosa en la neurona.

GLUT-4: Presenta alta afinidad por la glucosa y se expresa fundamentalmente en aquellos tejidos sensibles a la insulina, como el tejido muscular estriado, cardiaco y el tejido adiposo. En estos tejidos, el transporte de glucosa hacia el interior de la célula se ve incrementado por la acción del GLUT-4 mediada por insulina. Actualmente, se sabe que la insulina estimula la incorporación del GLUT-4 a la membrana plasmática a partir de vesículas intracelulares, incrementando de 10 a 20 veces el transporte de la glucosa (Rivera, 2021) (Machado Olano, 2019).

GLUT-5: Se encarga de transportar exclusivamente la fructosa en el intestino delgado; también se encuentra en bajos niveles en eritrocitos, riñones, espermatozoides, músculo esquelético y tejido adiposo.

Transportadores de sodio y glucosa (SGLT)

Los cotransportadores de glucosa dependientes de sodio (o transportador ligado a sodio-glucosa, SGLT) efectúan un transporte acoplado, en el que ingresan conjuntamente a la célula sodio y glucosa, o sodio y galactosa. Son una familia de transportadores de glucosa que se encuentran en la mucosa intestinal (enterocitos) del intestino delgado encargados de la absorción de nutrientes y en el túbulo proximal de la nefrona y contribuyen a la reabsorción renal de glucosa. En los riñones, la nefrona es la unidad estructural y funcional básica de los riñones que regula el agua y las sustancias solubles en la sangre, filtrando la sangre, reabsorbiendo lo que se necesita y excretando el resto como orina. Su función es vital para la homeostasis del volumen sanguíneo, la presión arterial y la osmolaridad del plasma. Se han identificado tres transportadores SGLT (SGLT 1, SGLT 2 y SGLT 3) (Díaz Hernandez, 2002).

SGLT1: Se encuentra en las células de la mucosa intestinal en el intestino delgado y en la nefrona proximal; en este último caso, se encarga de la reabsorción de la glucosa filtrada que no se reabsorbió en los segmentos

SGLT2: Se encuentra en las nefronas del riñón, pero no en el intestino. Es el encargado de reabsorber el 90% de la glucosa filtrada por el riñón.

SGLT3: Se encuentra principalmente en las neuronas colinérgicas del plexo mientérico y submucoso del intestino delgado[3] y en las uniones neuromusculares del músculo esquelético, donde la concentración de glucosa plasmática modula el potencial de membrana.

El metabolismo de la glucosa

Como lo indicamos anteriormente, la glucosa debe llegar a las células para su metabolismo y lo hace por medio de los transportadores de glucosa arriba mencionados, que se encuentran en todas las células de cuerpo.

Imaginemos ahora que consumimos alimentos con contenido de carbohidratos que pueden ser simples o complejos y sabemos que estos se descompondrán en los intestinos en glucosa, fructosa y galactosa.

La glucosa es una de las fuentes importantes de energía en nuestro organismo, aunque NO la única; todas las células requieren de esta para recibir energía de forma rápida y lo hacen en forma de trifosfato de adenosina (ATP), la unidad de energía usada por nuestras células para realizar todas sus actividades. Podemos decir que el objetivo básico del metabolismo de la glucosa es dotar a las células de ATP.

Después de la digestión, parte de la glucosa será disparada al torrente sanguíneo a través del transportador de sodio (SGLT 1), que se encuentra en la mucosa intestinal (enterocitos) del intestino delgado. De allí irá directamente al torrente sanguíneo para ser utilizado por los glóbulos rojos, el sistema nervioso y el cerebro por medio de los transportadores GLUT 1 y GLUT 3. Otra parte de la glucosa será

---

3   El sistema nervioso entérico es una vasta colección de al menos 100 millones de neuronas que residen en el tracto gastrointestinal.

transportada al páncreas, riñón e hígado, donde las células beta del páncreas accederán a la glucosa por el transportador GLUT 2. Las concentraciones elevadas de glucosa en su medioambiente estimularán a las células beta a generar insulina, que será disparada al torrente sanguíneo. Lo mismo ocurre con las células del riñón que se prepararán para retener la glucosa; o sea, cierran la posibilidad de *expeler* la glucosa por la orina. El rol de la insulina es hacer que las células del tejido muscular estriado, cardiaco y en el tejido adiposo (grasas), que son tejidos sensibles a la insulina, puedan acceder a la glucosa por medio de los transportadores GLUT-4. Para que eso suceda, las moléculas de insulina tienen que llegar a los receptores de insulina en cada célula. Cuando las concentraciones de insulina son bajas, los transportadores de glucosa no aparecen en la membrana celular y, por lo tanto, la célula NO puede acceder a la glucosa. La unión de la insulina a su receptor inicia una cascada de señales, cuyo resultado final es la translocación del transportador de glucosa, GLUT-4, a la superficie de la membrana celular. Esto permite la captación de glucosa (Carmichael, 2019). De esta manera, el nivel de insulina bajará y los receptores de insulina se desocuparán, lo que hará que los transportadores de glucosa se reciclen para ser usados nuevamente (Bowen, 2019).

El ejercicio o la contracción muscular también hace que los transportadores de glucosa GLUT-4 afloren en las membranas celulares de los músculos aumentando su capacidad de absorción de la glucosa, SIN ayuda de la insulina (Messina, 2015). Sin embargo, es importante destacar que, aunque la activación de los transportadores de glucosa GLUT-4 en los músculos durante el ejercicio puede aumentar la capacidad de los músculos para absorber la glucosa, esto no reemplaza la función de la insulina en la regulación del metabolismo de la glucosa en el cuerpo. La insulina sigue siendo esencial para la absorción de glucosa en otros tejidos, como el hígado y el tejido adiposo, así como para la regulación de los niveles de glucosa en sangre en general.

Por otra parte, la glucosa también llegará al hígado a través de la vena porta y será captada por las células del hígado (hepatocitos) por medio del transportador de glucosa GLUT-2, y se convertirá en glucógeno y en grasas con la ayuda de la hormona insulina. La captación de glucosa en el hígado aumenta de manera muy significativa a medida que aumenta la concentración de glucosa en la vena porta, y el hígado tiene un papel importante en el control de la cantidad de glucosa que llega (Bender, 2008).

El hígado recibirá la glucosa *excedentaria* y la transforma en **glucógeno** para posibilitar su almacenamiento en las células del hígado y en los músculos bajo el proceso de la **glucogénesis**, una ruta metabólica que se realiza principalmente en el hígado y, en menor medida, en el músculo. Es activado por la insulina en respuesta a los altos niveles de glucosa, que pueden ser posteriores a la ingesta de alimentos ricos en carbohidratos. La capacidad de almacenamiento de glucosa en forma de glucógeno es limitada con aproximadamente 100 g en el hígado y con 400 g en los músculos. Estos depósitos pueden durar hasta 24 h. Mientras que el glucógeno en el hígado (hepático) es el depósito de glucosa a corto plazo que mantiene el balance metabólico de la glucosa en la sangre (homeostasis) cuando no ingerimos alimentos, el glucógeno en los músculos esqueléticos proporciona energía a los músculos durante el ejercicio. Las reservas de glucógeno en el hígado también ayudan parcialmente con la actividad muscular y el ejercicio, pero el glucógeno almacenado en los músculos no puede suministrar glucosa al torrente sanguíneo (Jensen, 2011) (Wasserman, 2008).

Cuando esos depósitos están llenos y todavía existe una alta cantidad de glucosa en el sistema el hígado, convierte ese excedente de glucosa en grasa bajo los procesos de la **lipogénesis y lipogénesis de novo** (creación de nuevas grasas), que también ocurre en menor grado en el tejido adiposo.

Si bien la insulina no es necesaria para el transporte de glucosa a las células del hígado, tiene efectos profundos sobre el metabolismo de la glucosa en estas células. Estimula la formación de glucógeno bajo el proceso de la glucogénesis (creación de glucógeno) y, si aún existe glucosa excedentaria, también la convertirá en ácidos grasos y triglicéridos a través de proceso de la lipogénesis (creación de grasas) (Han, 2016) (Britannica, 2010).

La insulina es una hormona anabólica, ya que convierte la glucosa en glucógeno y grasa; además, detiene la oxidación de las grasas existentes, y de esa manera ayuda a que la glucosa sea utilizada o almacenada y a que los niveles de glucosa y de insulina disminuyan. Un problema muy común es la resistencia a la insulina, que ocurre cuando las células del cuerpo no responden adecuadamente a esta, lo que puede impedir que la glucosa llegue a las células de tejido muscular y adiposo, y a su vez pueda provocar un aumento en los niveles de glucosa y de insulina en la sangre y la creación de grasas, con el resultado de la obesidad y diferentes enfermedades metabólicas como la diabetes tipo 2, la hipertensión, entre otras.

Qué sucede durante el ayuno

Habíamos indicado anteriormente que, en el metabolismo de la glucosa, funcionan hormonas anabólicas como la insulina y hormonas catabólicas, como el glucagón, y que ambas son producidas en el páncreas por las células beta (β) y por las células alfa (α). La labor del páncreas en este proceso es mantener los niveles de glucosa en la sangre dentro de un rango muy estrecho, de 70 mg/dl a 140 mg/dl (4 Mmol/l a 7 Mmol/l). También hemos indicado que el hígado es muy importante y tiene la labor de dotar a las células de glucosa aun en periodos de ayuno voluntario o involuntario. Esto solo se puede hacer manteniendo depósitos de glucosa para ser utilizados a corto, mediano y largo plazo. Una persona de 70 kg tiene alrededor de 4 g de glucosa que circula en la sangre todo el tiempo y, aunque esa cantidad sea muy pequeña en comparación con la masa total del organismo, es lo suficiente y necesario para dotar a nuestras células de energía de la glucosa. Es la labor del hígado proveer de ese importante recurso en periodos de ayuno o de estrés (Wasserman, 2008).

La insulina y el glucagón son hormonas antagónicas, reguladas por la presencia de glucosa. El mecanismo por el cual esto se regula es el transportador de glucosa GLUT-2, que funciona como un sensor de glucosa (Röder, 2016). Cuando los niveles de glucosa en la sangre bajan a un nivel inferior al tolerable, se activan las células alfa (α) en el páncreas, y estas generan la hormona glucagón. El glucagón hace que el glucógeno almacenado en el hígado se descomponga nuevamente en glucosa bajo el proceso de **glucogenólisis**, que hace que las células del hígado y del músculo conviertan el almacenamiento de glucosa en forma de glucógeno en glucosa utilizable y que se libere al torrente sanguíneo para que las células de todo el cuerpo la puedan usar como fuente de energía (ATP). De esa manera se elevará nuevamente el nivel de glucosa en la sangre; esta elevación también será advertida por las células beta, que generarán insulina para ayudar a las células a recibir la energía de la glucosa. Así, nuevamente, los niveles de glucosa bajarán, lo mismo que los niveles de insulina. El glucagón y la insulina son hormonas antagónicas que trabajan en forma coordinada para mantener el equilibrio en la homeostasis de los niveles de azúcar en sangre. La insulina es una hormona anabólica contraria al glucagón, que es una hormona catabólica.

Hemos indicado anteriormente que la reserva de glucógeno hepático es de alrededor de 100 g. Esta reserva, en una persona en ayuno, puede alcanzar las 24 h. ¿Y qué sucede si las reservas de glucógeno se agotan por periodos de ayuno voluntario o involuntario por más de ese periodo? En ese caso, el glucagón iniciará la transformación de otros precursores diferentes a los carbohidratos, como el **lactato,** proveniente de la actividad muscular; los **aminoácidos,** que provienen de las proteínas; y **glicerol,** que proviene del tejido adiposo o grasas, que se transformarán en glucosa bajo un proceso llamado *gluconeogénesis.* La gluconeogénesis tiene lugar principalmente en el hígado, pero ocurre en menor escala en los riñones y en el epitelio intestinal (Bender, 2008).

En resumen, el balance metabólico de la glucosa es regulado por las hormonas insulina y glucagón, y es la interacción de estas hormonas lo que mantiene el balance metabólico u homeostasis de la glucosa. La insulina y el glucagón son antagónicas y reguladas por la presencia de glucosa. Si el nivel de glucosa es alto, las células beta del páncreas segregan insulina y, si el nivel de glucosa es bajo, las células alfa segregan glucagón. El proceso puede ser de esta manera: después de una comida con contenido de carbohidratos, el nivel de glucosa en la sangre subirá, lo cual será detectado por las células beta del páncreas, que generarán insulina para ayudar a las células del tejido muscular, cardiaco y adiposo a recibir la glucosa. Además, el alto nivel de insulina en el cuerpo nos pone en una situación anabólica que nos ayuda sintetizar moléculas de glucosa y convertirlas en glucógeno bajo el proceso de la glucogénesis y grasas bajo los procesos de la lipogénesis y lipogénesis de novo. Además, el alto nivel de insulina detiene la oxidación de las grasas que ya tenemos.

Cuando la glucosa ha sido usada, el nivel de glucosa en la sangre bajará, y también el de la insulina, y esa disminución marcada de glucosa activará las células alfa del páncreas que segregan glucagón. Esta acción también inhibe la producción de insulina en las células beta del páncreas, y se inicia el proceso catabólico de la glucogenólisis, que es la descomposición del glucógeno almacenado en glucosa. Si el glucógeno hepático está agotado, se activará el proceso catabólico de la gluconeogénesis, por el cual se descomponen el lactato, el glicerol proveniente de las grasas y los aminoácidos en glucosa. Asimismo, la presencia de glucagón incentiva la oxidación de las grasas.

El metabolismo de la galactosa

La galactosa proviene preferentemente de la leche y sus derivados, pero también se puede encontrar en algunas frutas y vegetales (Gross, 1991) Después de su ingestión, la galactosa se descompone en el intestino en galactosa y glucosa, que se absorben en el torrente sanguíneo y luego se metabolizan en el hígado. La galactosa entra al hígado por la vena porta y será captada por las células del hígado (hepatocitos) por medio del transportador de glucosa GLUT-2, que también es un transportador de galactosa. La mayor parte de la galactosa ingerida se retiene en el hígado, mientras que una cantidad menor llega a otros órganos, como el cerebro o las glándulas mamarias, donde se utiliza para la síntesis de aminoácidos o para la producción de lactosa, respectivamente (Conte, 2021). En el hígado, la galactosa se transforma en glucosa y pasa por los mismos procesos metabólicos de la glucosa, incluyendo la glucólisis y la gluconeogénesis. Sin embargo, no toda la galactosa se transforma en glucosa. Una pequeña cantidad de galactosa se convierte en galactitol a través de la vía de la aldosa reductasa, que puede ser tóxico en algunas condiciones patológicas. Es importante destacar que la capacidad del cuerpo para metabolizar la galactosa es variable, y algunas personas pueden tener dificultades para procesarla debido a una deficiencia enzimática, lo que puede dar lugar a trastornos metabólicos como la galactosemia.

El metabolismo de la fructosa

Los transportadores que permiten la entrada de la fructosa en las células son el GLUT-5 y el GLUT-2. El transportador GLUT-5 es específico para la fructosa y se encuentra en las células del intestino delgado. También se encuentra (en bajos niveles) en eritrocitos, riñones, espermatozoides, músculo esquelético y tejido adiposo. El GLUT-2 se encuentra en las células del hígado (hepatocitos), células beta del páncreas y, en menor cantidad, en la membrana basolateral de las células epiteliales del intestino delgado y el riñón (Rivera, 2021). Una pequeña cantidad de la fructosa ingerida se transforma en glucosa en el intestino delgado, pero la mayor parte se metaboliza casi completamente en el hígado, donde se convierte en glucógeno bajo el proceso de la gluconeogénesis y en grasas bajo el proceso de la lipogénesis de novo, ya que la mayoría de las células del cuerpo no la requieren como fuente de energía para generar trifosfato de adenosina (ATP).

La fructosa se transforma también en energía (ATP) por el proceso de la fructólisis, que es similar al proceso de la glucólisis, que genera energía a partir de la glucosa. Contrariamente a la glucosa (que se metaboliza en todo el cuerpo), la fructosa se metaboliza casi enteramente en el hígado para rellenar los depósitos de glucógeno y contribuir a la formación de grasas (Dholariya, 2022).

En situaciones en las cuales el nivel de glucosa en la sangre es muy alto por mucho tiempo (como es el caso de la diabetes mellitus), la glucosa es transformada en fructosa a través de la vía metabólica de los polioles, que transforma la glucosa en sorbitol, y el sorbitol será transformado en fructosa.

La fructosa también estimula la producción de la hormona vasopresina, una hormona antidiurética que disminuye la excreción de agua por los riñones al aumentar la reabsorción de agua en los conductos colectores. También tiene un potente efecto constrictor en las arteriolas (las arterias más delgadas) de todo el cuerpo (Felmet, 2011). La vasopresina es una hormona antidiurética que regula la retención de agua y, por lo tanto, la concentración de electrolitos en el cuerpo.

Los productos del metabolismo de la fructosa son el glucógeno hepático, los ácidos grasos, los triglicéridos y el ácido úrico. De hecho, la ingesta de fructosa produce un aumento significativo del ácido úrico intracelular en el hígado, que será liberado a la circulación sanguínea. A diferencia de la glucosa (que genera energía en forma de ATP), la fructosa causa una degradación de trifosfato de adenosina (ATP) a monofosfato de adenosina (AMP) cuando se metaboliza, lo que provoca la promoción de la formación de ácido úrico, así como la descomposición de los nucleótidos (Carvallo, 2019) (Duk-Hee Kang, 2022) (McChesney, 2016).

METABOLISMO DE LAS GRASAS

Las grasas de la alimentación cumplen diversas funciones importantes para nuestras células, además de servir como fuente de energía. Los triglicéridos, el componente lipídico mayoritario de nuestra alimentación, se almacenan en el tejido adiposo y son una reserva de energía que puede permitir la supervivencia por varias semanas sin ingerir alimentos (Brody, 1999).

Los triglicéridos, en nuestra alimentación, representan el componente lipídico mayoritario (hasta un 90%), mientras que el resto es formado por fosfolípidos, esteroides (principalmente colesterol) y vitaminas liposolubles (Carpentier, 2008).

Los **triglicéridos** constituyen un importante depósito de energía, que se almacena en el tejido adiposo. Está compuesto por tres ácidos grasos unidos a una molécula de glicerol (por eso es el nombre). Los triglicéridos constituyen la mayor parte de las grasas en nuestra alimentación, pero también los generamos endógenamente a partir del alto consumo de carbohidratos y, en especial, de la fructosa, además del consumo de alcohol.

Los **fosfolípidos** son componentes estructurales de la membrana celular y participan en la activación de enzimas. También se utilizan para solubilizar el colesterol de la bilis y son necesarios para el funcionamiento normal del pulmón (Carpentier, 2008).

El **colesterol** es un tipo de grasa estructural que desempeña funciones importantes en el cuerpo, como ayudar a construir y reparar tejido, producir hormonas esteroides y crear bilis en el hígado. La producción de colesterol es esencial para la salud y, aunque solo el 20% proviene de la alimentación, el hígado e intestinos producen el 80% restante (Brody, 1999).

Las vitaminas A, D, E y K se denominan *vitaminas li-posolubles* porque son solubles en disolventes orgánicos y se absorben y se transportan de manera similar a la de las grasas.

Digestión y absorción de las grasas
Digestión

El proceso de digestión de las grasas empieza en la boca cuando masticamos; esta acción rompe mecánicamente los alimentos en partículas más pequeñas y las mezcla con la saliva. Una enzima llamada *lipasa lingual* es producida por las células de la lengua y comienza una digestión enzimática de las grasas o de los triglicéridos, separando los ácidos grasos individuales del esqueleto de glicerol. Las *grasas masticadas* pasarán al estómago. En el estómago se mezclarán y se *batirán*; de esta manera se dispersarán las partículas de alimentos y las moléculas de grasa. Las células del estómago producen la lipasa gástrica, que también contribuye a la digestión en-zimática de los triglicéridos. Tanto la lipasa lingual (ingerida con alimentos y saliva) como la lipasa gástrica permanecen en el estómago, pero estas dos lipasas juegan solo un papel iniciador de proceso de la digestión de las grasas: la mayor parte de la digestión enzimática ocurre en el intestino del-gado (Heather & Powell, 2020) (FAO, 1997).

En el proceso de digestión de las grasas, juegan un papel importante el hígado y el páncreas.

El **hígado** produce bilis a partir del colesterol; es liberada al intestino delgado, juntamente con fosfolípidos y con el co-lesterol por la vesícula biliar. La bilis ayudará a la emulsifica-ción de las grasas, lo que significa crear partículas pequeñas de aceites unidos a otros líquidos en forma de micelas. Los agentes emulsificantes son una clase diversa de compuestos, los cuales son capaces de dispersar la grasa en el agua bajo la forma de pequeñas gotas.

El **páncreas** secreta lipasas pancreáticas hacia el intestino delgado para digerir enzimáticamente los triglicéridos. Los triglicéridos se descomponen en ácidos grasos, monoglicéridos y algo de glicerol libre.

En el intestino delgado, las grasas pasarán por el proceso de emulsificación, en el cual la bilis secretada por el hígado juega un papel central. Las grasas son hidrofóbicas, o sea, repelen el agua y, cuando se encuentran en un medio acuoso, estas se unen formando *bolas* de grasa. La emulsificación hará que se modifique el entorno a fin de lograr que las moléculas de grasa y de agua se mezclen con más facilidad. Esta emulsificación hace que las lipasas pancreáticas ayuden a descomponer estas grasas, y en especial los triglicéridos, en ácidos grasos, monoglicéridos (esqueleto de glicerol con un ácido graso aún unido) y algo de glicerol libre. El colesterol y las vitaminas liposolubles no necesitan ser digeridos con la ayuda de ninguna enzima (Heather & Powell, 2020).

El resultado de la digestión de las grasas es, por lo tanto, su descomposición en componentes básicos: los aminoácidos y el glicerol.

Absorción

Ahora es importante conocer cómo entran estos componentes en la circulación para ser usados por las células de todo el cuerpo, o sea, el proceso de absorción. En este proceso juega también un papel importante la bilis, o más explícitamente las sales biliares, ya que estas se agrupan alrededor de los productos de la digestión de las grasas (ácidos grasos y glicerol) para formar estructuras llamadas *micelas*, que ayudan a que estas se acerquen lo suficiente a las microvellosidades de las células intestinales (epitelio intestinal), para que puedan ser absorbidas. Los ácidos grasos y el glicerol se difunden a través de la membrana de las células intestinales, y las sales biliares se reciclan para hacer más trabajo al emulsionar las grasas restantes y formar micelas. Una vez dentro de la célula intestinal, los ácidos grasos de cadena corta y media y el glicerol libre se pueden absorber directamente en el torrente sanguíneo, pero los lípidos más grandes, como los ácidos grasos de cadena larga, los monoglicéridos, las vitaminas solubles en grasa y el colesterol, necesitan ayuda con la absorción y con el transporte al torrente sanguíneo.

Todo lo que es soluble en agua es fácil de transportar a través de la sangre, pero las grasas son insolubles en agua, y por eso requieren *vehículos* de transporte para moverse por el torrente sanguíneo a todas las células del cuerpo. Estos *vehículos* son las **lipoproteínas,** formadas por colesterol, fosfolípidos y proteínas. Presentan una parte externa hidrofílica y un núcleo interno hidrofóbico. Es así como los ácidos grasos de cadena larga y los monoglicéridos se vuelven a ensamblar en triglicéridos dentro de la célula intestinal y, junto con el colesterol y con las vitaminas liposolubles, se incorporan a un vehículo de transporte o lipoproteína llamado *quilomicrón* (Heather & Powell, 2020).

Los **quilomicrones** son lipoproteínas que proceden de las grasas alimentarias y son empaquetadas por las células de la mucosa intestinal. Entran en el torrente sanguíneo a través de los vasos linfáticos. **La lipoproteína lipasa,** que se encuentra en la pared interior de los capilares sanguíneos, hidroliza los triglicéridos, liberando ácidos grasos. Estos entran en el tejido adiposo, donde se almacenan, y en los músculos, donde se utilizan como combustible. Los restos del quilomicrón, con elevado contenido en colesterol, son enviados al hígado durante las primeras horas que suceden a la ingestión de una comida que contiene grasas, donde son absorbidos (FAO, 1997). Para resumir, el trabajo de los quilomicrones es entregar triglicéridos procedentes de los alimentos digeridos a las células del cuerpo, donde pueden usarse como fuente de energía bajo el proceso de **lipólisis** o almacenarse para uso futuro y mandar los residuos al hígado para su reciclaje. Si las células requieren energía de inmediato, oxidarán esos ácidos grasos para generar ATP pero, si no requieren energía, el glicerol y los ácidos grasos se ensamblarán nuevamente en triglicéridos bajo el proceso de **lipogénesis** y serán almacenados para uso posterior (Heather & Powell, 2020).

Metabolismo de las grasas

El proceso metabólico de las grasas se compone de diferentes etapas, incluyendo **la lipólisis, la oxidación beta, la cetogénesis, la lipogénesis y la lipogénesis de novo.**

Procesos catabólicos

La **lipólisis** es el proceso catabólico que permite la movilización de las reservas de energía en forma de ácidos grasos del tejido adiposo hacia los tejidos periféricos para cubrir las necesidades energéticas del organismo. La **oxidación beta** es un proceso posterior a la lipólisis que ocurre en la mitocondria, necesario para que los ácidos grasos puedan ser completamente metabolizados y producir energía en forma de ATP.

Durante la lipólisis, los triglicéridos almacenados en el tejido adiposo se descomponen en ácidos grasos y en glicerol. Los ácidos grasos son liberados de las células del tejido adiposo y transportados a través del torrente sanguíneo a las células en todo el cuerpo, donde son oxidados en la mitocondria para producir energía en forma de ATP. El glicerol, por su parte, es llevado al hígado, donde se convierte en glucosa a través del proceso de la gluconeogénesis.

En períodos de ayuno prolongado, restricción de la ingesta de carbohidratos o ejercicio extenuante en los cuales los depósitos de glucógeno se han, prácticamente, agotado y la posibilidad de obtener glucosa es mínima o inexistente, ocurre otro proceso catabólico que se da en el hígado: la **cetogénesis**. Este proceso está encargado de crear cuerpos cetónicos, como la acetona, el ácido acetoacético y el beta-hidroxibutirato, utilizados como combustible alternativo al glucógeno y a la glucosa; será usado como fuente de energía primaria en vez de la glucosa. Durante la cetogénesis, debido al bajo nivel de glucosa en sangre, disminuye también la secreción de insulina, lo que reduce drásticamente el estímulo para el almacenamiento de grasa y de glucosa. Esta situación también contribuye al incremento en la oxidación de las grasas (Masood, 2022).

Es importante destacar que el proceso descrito con niveles bajos de glucosa y altos niveles de cetonas en la sangre se considera como *cetosis nutricional*. Es un estado seguro y saludable dado el incremento paulatino de las cetonas en la sangre, que no incrementan en mayor grado el pH o la acidez en la sangre, dado que las cetonas son ácidas. Este proceso se ha asociado con una reducción en la inflamación, una mejora en el perfil lipídico, una reducción del apetito y una pérdida de peso, entre otros beneficios para la salud (Paoli, 2013). Sin embargo, cuando se produce un aumento excesivo de los niveles de cetonas en la sangre, se puede producir la cetoacidosis, un estado letal que se da en personas con diabetes tipo 1 que no producen insulina. Y también puede ocurrir por el consumo de altas cantidades de alcohol (Masood, 2022). La diabetes tipo 1 es una enfermedad autoinmune en la que el sistema inmunológico del cuerpo ataca y destruye las células beta, productoras de insulina en el páncreas, lo que lleva a una deficiencia absoluta de insulina. La insulina es una hormona que regula los niveles de glucosa en la sangre y, sin esta, los niveles de glucosa en la sangre pueden aumentar a niveles muy peligrosos. Además, debido a la falta de insulina, el cuerpo comienza a oxidar grasas de manera incontrolada para producir energía, lo que lleva a la formación de cuerpos cetónicos. El aumento de los niveles de cetonas en la sangre puede conducir a una afección potencialmente mortal llamada *cetoacidosis diabética*. Las personas con diabetes tipo 1 necesitan inyectarse insulina para controlar sus niveles de glucosa en sangre y prevenir la cetoacidosis diabética.

Procesos anabólicos

Por otro lado, la **lipogénesis** abarca la síntesis de ácidos grasos y triglicéridos y se lleva a cabo en el tejido adiposo y en el hígado. La **lipogénesis de novo**, por su parte, es un proceso de síntesis de ácidos grasos y triglicéridos a partir de glucosa o de otros sustratos, que tiene lugar predominantemente en el hígado. Cuando el depósito de glucógeno en el hígado se llena, la glucosa excedentaria se transforma en ácidos grasos y, posteriormente, en triglicéridos, para ser almacenados en el tejido adiposo y ser utilizados como fuente de energía a largo plazo (Kersten, 2001) (Meštrović, 2022).

Durante la explicación del metabolismo de la glucosa, se mencionó que la glucosa en exceso se convierte en glucógeno a través de la **glucogénesis**. Sin embargo, debido a que la capacidad de almacenamiento de glucógeno en el hígado es limitada (100 g), la glucosa en exceso se transforma a través del proceso de lipogénesis de novo en ácidos grasos y, posteriormente, en triglicéridos, que se liberan en la sangre para su uso o para su almacenamiento. Es importante destacar que la fructosa también se convierte en grasas mediante este proceso, ya que las células no la utilizan como fuente de energía. En este sentido, la función principal de la fructosa es servir como fuente de energía para el almacenamiento a largo plazo en forma de grasas.

En conclusión, el metabolismo de las grasas es un proceso complejo que involucra diferentes etapas y procesos catabólicos y anabólicos para garantizar el suministro de energía al organismo.

¿Cómo se distribuyen las grasas producidas en nuestro organismo?

La distribución de las grasas exógenas y endógenas en nuestro organismo se lleva a cabo a través de diferentes procesos metabólicos. Las grasas que comemos se distribuyen en quilomicrones, los cuales se encargan de transportar los ácidos grasos a las células del cuerpo. Los remanentes de los quilomicrones irán al hígado donde serán eliminados o reutilizados en la síntesis de otras lipoproteínas, como las de muy baja densidad (VLDL) y las de alta densidad (HDL).

Gran parte de la glucosa y fructosa en exceso se convierten en grasas y son transportadas desde el hígado al torrente sanguíneo por las lipoproteínas de muy baja densidad (VLDL), que distribuyen los ácidos grasos a las células del cuerpo. A medida que las células extraen los ácidos grasos de las VLDL, estas partículas se convierten en lipoproteínas de densidad intermedia (IDL) y luego en pequeñas partículas de lipoproteínas de baja densidad (LDL). Las LDL son ricas en colesterol y su función principal es entregar colesterol a las células del cuerpo. Las lipoproteínas de alta densidad (HDL), por su parte, se encargan de transportar el exceso de colesterol de la circulación al hígado, donde será eliminado o reutilizado, limpiando de esa manera las paredes arteriales. (Heather & Powell, 2020) (Wilcox, 2005).

En resumen, tanto las grasas que comemos como las que se producen por medio de la lipogénesis de novo son transportadas a través de diferentes lipoproteínas, como los quilomicrones, VLDL, IDL, LDL y HDL, hacia las células del cuerpo o hacia el hígado para su eliminación o para su reutilización.

Hormonas que regulan el metabolismo de los lípidos

Las principales hormonas implicadas en el metabolismo de los lípidos son la insulina, el glucagón, las catecolaminas, el cortisol y la hormona del crecimiento. La insulina es una hormona anabólica, mientras que el glucagón es una hormona catabólica. **La insulina** es producida por las células beta del páncreas y actúa de forma antagónica a la del glucagón. Su función principal es promover el almacenamiento de glucosa como glucógeno y la transformación de glucosa en grasas bajo el proceso de la lipogénesis de novo. La insulina también inhibe la lipólisis y la oxidación de los ácidos grasos. En su rol anabólico, la insulina pone el organismo en un estado de acumulación y mantenimiento de las grasas existentes. **El glucagón,** por otro lado, promueve la utilización de las grasas acumuladas mediante los procesos de lipólisis y de oxidación beta. En períodos de ayuno voluntario o involuntario, el nivel de glucosa baja, lo que también hace que el nivel de insulina disminuya. Las células alfa del páncreas detectan esto, y se activan, segregando la hormona glucagón, la cual convertirá el glucógeno hepático en glucosa. Si este ya ha sido consumido, se depositará en los receptores de glucagón en las células del tejido adiposo, y se iniciará el proceso de lipólisis, que es la descomposición de los triglicéridos en ácidos grasos y glicerol. Los ácidos grasos serán distribuidos a las células de todos los tejidos para usarse como fuente de energía (ATP) bajo el proceso de la oxidación beta. El glicerol irá al hígado para usarse como materia prima para crear glucosa bajo el proceso de la gluconeogénesis. **Las catecolaminas, como la adrenalina y la noradrenalina,** son producidas por las glándulas suprarrenales y también actúan como hormonas catabólicas, promoviendo la lipólisis y la oxidación de los ácidos grasos. **El cortisol** es una hormona esteroidea producida por la corteza suprarrenal, que también tiene un papel importante en el metabolismo de los lípidos al estimular la lipólisis y la oxidación beta. **La hormona del crecimiento**, producida por la glándula pituitaria, también actúa como una hormona catabólica al promover la movilización de las grasas y la oxidación beta (Gropper, 2018).

En resumen, la insulina y el glucagón tienen roles opuestos en el metabolismo de los lípidos. Mientras que la insulina promueve el almacenamiento y síntesis de grasas, el glucagón promueve la liberación y oxidación de ácidos grasos. Las catecolaminas, el cortisol y la hormona del crecimiento también desempeñan un papel en la regulación del metabolismo de los lípidos.

PROTEÍNAS

Las proteínas son cruciales para la nutrición, la renovación y la continuación de la vida. Es un nutriente esencial y necesario para el crecimiento y reparación celular, así como para el buen funcionamiento del organismo. Las proteínas se encuentran en todo el cuerpo: en músculos, huesos, piel, cabello y todo tejido de nuestro organismo. A diferencia de las grasas o carbohidratos, no las podemos *guardar* o *almacenar*, lo que significa que las debemos obtener con nuestra alimentación.

Prácticamente, todo lo que sucede dentro de las células ocurre como resultado de las acciones de las proteínas. Por ejemplo, las enzimas proteicas catalizan la gran mayoría de las reacciones celulares, median en la señalización, dan estructura tanto a las células como a los organismos multicelulares y ejercen control sobre la expresión de los genes. La vida, tal como la conocemos, no existiría si no hubiera proteínas. La versatilidad de las proteínas surge debido a sus variadas estructuras (Ahern, 2021).

Las proteínas se conforman de 20 tipos de aminoácidos naturales que se combinan en secuencias únicas. Además, vienen en tamaños diferentes; la forma en que se combinen determina la función específica de las proteínas. La hormona insulina, por ejemplo, se compone de solo 51 aminoácidos. Por otro lado, el colágeno, una proteína que actúa como pegamento entre las células, consta de más de 1000 aminoácidos (Heather & Powell, 2020).

Los aminoácidos están involucrados en casi todas las funciones importantes en nuestro organismo: por ejemplo, ayudan a descomponer los alimentos (enzimas); mantienen y reparan los tejidos del cuerpo; producen hormonas y sustancias químicas cerebrales (neurotransmisores); mantienen la piel, el cabello y las uñas saludables; ayudan a mantener y desarrollar los músculos; estimulan el sistema inmunológico; ayudan a mantener un sistema digestivo normal, etc. Es por esto por lo que la deficiencia de aminoácidos puede resultar en una disminución de la inmunidad, problemas digestivos, depresión, problemas de fertilidad, menor estado de alerta mental, crecimiento lento en los niños, y muchos otros problemas de salud (Berry, 2019).

Aminoácidos

Hay diferentes modos de clasificar los aminoácidos; uno de estos es hacerlo de acuerdo a aspectos nutricionales. En este sentido, podemos clasificarlos como aminoácidos esenciales y aminoácidos no esenciales. También podemos clasificarlos como fuentes de energía que pueden usarse para producir glucosa o cetonas. En este caso, hablamos de aminoácidos glucogénicos y cetógenicos.

Aminoácidos esenciales y su función[4]

Los aminoácidos esenciales son los que el cuerpo no puede producir y los obtenemos por medio de la alimentación. En este sentido, podemos diferenciar nueve aminoácidos esenciales primordiales para nuestro cuerpo. Cada uno de estos cumple un rol específico en nuestro organismo. Los aminoácidos esenciales son la *lisina, la histidina, la treonina, la metionina, la valina, la isoleucina, la leucina, la fenilamina y el triptófano.*

La **lisina** juega un papel vital en la construcción de músculo, manteniendo la fortaleza de los huesos, ayudando a la recuperación de una lesión o cirugía y regulando hormonas, anticuerpos y enzimas. También puede tener efectos antivirales.

La **histidina** facilita el crecimiento, la creación de células sanguíneas y la reparación de tejidos. También ayuda a mantener la cubierta protectora especial sobre las células nerviosas, que se llama *vaina de mielina*. El cuerpo metaboliza la histidina en histamina, que es crucial para la inmunidad, la salud reproductiva y la digestión.

---

4 (Berry, 2019).

La **treonina** es necesaria para la salud de la piel y de los dientes, ya que es un componente del esmalte dental, el colágeno y la elastina. Ayuda al metabolismo de las grasas y puede ser beneficioso para las personas con indigestión, ansiedad y depresión leve.

La **metionina** y el aminoácido no esencial cisteína juegan un papel en la salud y flexibilidad de la piel y el cabello. La metionina también ayuda a mantener las uñas fuertes. Ayuda a la absorción adecuada de selenio y zinc y la eliminación de metales pesados, como el plomo y el mercurio.

La **valina** es esencial para el enfoque mental, la coordinación muscular y la calma emocional. Las personas pueden usar suplementos de valina para el crecimiento muscular, la reparación de tejidos y la energía.

La **isoleucina** ayuda con la cicatrización de heridas, la inmunidad, la regulación del azúcar en la sangre y la producción de hormonas. Está principalmente presente en el tejido muscular y regula los niveles de energía.

La **leucina** ayuda a regular los niveles de azúcar en la sangre y ayuda al crecimiento y reparación de músculos y huesos. También es necesario para la cicatrización de heridas y la producción de la hormona del crecimiento.

La **fenilalanina** ayuda al cuerpo a utilizar otros aminoácidos, así como proteínas y enzimas. El cuerpo convierte la fenilalanina en tirosina, necesaria para funciones cerebrales específicas.

El **triptófano** es indispensable para el correcto crecimiento de los bebés y es un precursor de la serotonina y de la melatonina. La serotonina es un neurotransmisor que regula el apetito, el sueño, el estado de ánimo y el dolor. La melatonina también regula el sueño.

Aminoácidos no esenciales y su función[5]

Los aminoácidos no esenciales son los que nuestro cuerpo puede producir. Estos son arginina, ácido aspártico, ácido glutámico, alanina, asparagina, cisteína, glicina, glutamina, prolina y serina.

La **arginina** es esencial para la actividad normal del sistema inmune y para la cicatrización de heridas. También participa en la liberación de la hormona del crecimiento e incrementa la liberación de insulina y glucagón. Es precursor de GABAl, disminuye el tamaño de los tumores y es necesaria para la espermatogénesis.

El **ácido aspártico** aumenta la resistencia y el rendimiento físico y es bueno para la fatiga crónica. Es uno de los dos principales aminoácidos excitatorios (el otro es el ácido glutámico). Ayuda a proteger el hígado, participa en el metabolismo del ADN y del ARN, y mejora el sistema inmunológico.

El **ácido glutámico** es otro de los aminoácidos excitatorios, junto con el anterior, por lo que comparten muchas de las funciones. Mejora el rendimiento físico y reduce la fatiga. Es esencial para la síntesis de ADN y del ARN, y ayuda a proteger el organismo y mejora el sistema inmunológico.

La **alanina** es importante para el crecimiento muscular y es una gran fuente de energía para el músculo. Interviene en el metabolismo del azúcar, aumenta el sistema inmunológico mediante la producción de anticuerpos y es esencial para el tejido conectivo.

La **asparagina** es la unión de ácido aspártico con ATP (trifosfato de adenosina). Está implicada en el proceso de memoria a corto plazo; ayuda a eliminar el amoníaco del cuerpo, disminuye la fatiga y participa en la síntesis de ADN.

---

5 (García-Allen, 2017).

La **cisteína** es un antioxidante y protege contra la radiación, la contaminación, la luz ultravioleta, y otros fenómenos que causan la producción de radicales libres. Actúa como *detox* natural, y es esencial para el crecimiento, mantenimiento y reparación de la piel y del cabello. Es precursor del aminoácido taurina y del sulfato de condroitina. Este último es el principal componente del cartílago.

La **glicina** forma parte de la estructura de la hemoglobina, y es uno de los dos principales neurotransmisores inhibitorios del sistema nervioso (el otro es GABA). También forma parte de los citocromos, que son enzimas involucradas en la producción de energía. Participa en la producción de glucagón, que ayuda al metabolismo del glucógeno.

La **glutamina** es precursora de los neurotransmisores más importantes del SNC: el glutamato y el GABA. Permite mantener los niveles normales y constantes de azúcar en la sangre y está involucrado en la fuerza muscular y en la resistencia. Es esencial para la función gastrointestinal.

La **prolina** es un componente esencial del cartílago y, por tanto, es clave para la salud de las articulaciones, tendones y ligamentos. Ayuda a mantener el corazón fuerte. El principal precursor de la prolina es el glutamato. Una de sus funciones más destacadas es la de mantener la piel y las articulaciones saludables.

La **serina** participa en la mejora del sistema inmunológico, ayudando en la producción de anticuerpos e inmunoglobulinas, y participa en el desarrollo de vaina de mielina. La serina es necesaria para el crecimiento y mantenimiento del músculo.

La **tirosina** es un aminoácido precursor de la hormona tiroxina, implicada en los procesos metabólicos. También es precursor de la hormona del crecimiento y de los neurotransmisores dopamina, norepinefrina, epinefrina (adrenalina) y serotonina, por lo que mejora el estado de ánimo, el sueño, la claridad del pensamiento, la concentración y la memoria.

Algunos aminoácidos no esenciales se clasifican como condicionales. Esto significa que solo se consideran esenciales cuando uno está enfermo o estresado. Los aminoácidos condicionales incluyen arginina, cisteína, glutamina, tirosina, glicina, ornitina, prolina y serina.

Aminoácidos glucogénicos y cetogénicos

Los aminoácidos pueden ser catabolizados para usarlos como sustratos para crear glucosa bajo el proceso de la gluconeogénesis y ácidos grasos para convertirlos en cetonas. De los 20 aminoácidos, independientemente de que sean esenciales o no esenciales, 18 pueden convertirse en glucosa y 2, la lisina y la leucina, se pueden convertir en cetonas.

Digestión y absorción de las proteínas

Las proteínas están compuestas por aminoácidos, que son el resultado de la digestión de las proteínas. Existen aminoácidos esenciales que debemos obtener a través de la alimentación, mientras que el cuerpo puede producir los no esenciales por cuenta propia. El valor nutricional de una proteína depende de los aminoácidos que contiene y de en qué cantidades. Un alimento que contiene todos los aminoácidos esenciales en cantidades adecuadas se denomina *fuente de proteína completa*, mientras que uno que no los contiene se denomina *fuente de proteína incompleta*. Las **fuentes completas** de proteína son los alimentos de origen animal, como la carne de diferentes orígenes (avícola, porcina, ovina, etc.), pescados, huevos y productos lácteos. Las fuentes **incompletas de**

proteína son aquellas que carecen de todos los aminoácidos esenciales y se encuentran en los alimentos de origen vegetal. Por lo tanto, los alimentos de origen vegetal son una fuente incompleta de proteínas; es importante combinar diferentes fuentes vegetales para obtener todos los aminoácidos esenciales.

Cuando ingerimos, por ejemplo, un huevo, a menos que se consuma crudo, el primer paso en la digestión consiste en la masticación. Los dientes comienzan la descomposición mecánica de los pedazos grandes del huevo en piezas más pequeñas que se pueden tragar. Las glándulas salivales proporcionan saliva para facilitar la deglución y el paso del huevo parcialmente triturado a través del esófago. Los pedazos de huevo triturados ingresan al estómago a través del esfínter esofágico. El estómago libera jugos gástricos que contienen ácido clorhídrico y la enzima pepsina, e inician la descomposición de la proteína. La acidez del estómago facilita el desdoblamiento de las proteínas que aún conservan parte de su estructura tridimensional. Las contracciones musculares, llamadas *peristalsis*, también ayudan en la digestión. Las poderosas contracciones del estómago baten la proteína parcialmente digerida en una mezcla más uniforme, llamada *quimo*. Debido al ácido clorhídrico en el estómago, su pH es muy bajo: de 1,5 a 3,5. La acidez del estómago hace que las proteínas de los alimentos se desnaturalicen, desplegando su estructura tridimensional y revelando solo la cadena polipeptídica, una cadena de decenas de aminoácidos unidos entre sí. Este es el primer paso de la digestión química de las proteínas. Cabe indicar que la estructura tridimensional de una proteína es esencial para su función, por lo que la desnaturalización en el estómago también destruye la función de la proteína. Esta es la razón por la cual una proteína como la insulina no se puede tomar como medicamento oral, ya que su función se destruye en el tracto digestivo, primero por desnaturalización y luego por digestión enzimática. En su lugar, debe inyectarse para que se absorba intacta en el torrente sanguíneo. Una vez que las proteínas se desnaturalizan en el estómago, los enlaces peptídicos que unen los aminoácidos son más accesibles para la digestión enzimática. Ese proceso lo inicia la pepsina, una enzima secretada por las células que recubren el estómago y activada por el ácido clorhídrico. La pepsina comienza a romper los enlaces peptídicos, creando polipéptidos más cortos (Heather & Powell, 2020).

Las proteínas son moléculas grandes y globulares que requieren tiempo y mezcla para su descomposición química. La digestión de proteínas en el estómago toma más tiempo que la digestión de carbohidratos, pero menos tiempo que la digestión de grasas. El quimo sale del estómago y entra al intestino delgado, donde se produce la mayor parte de la digestión de proteínas. El páncreas secreta, en el intestino delgado, jugos digestivos, los cuales contienen enzimas adicionales para descomponer aún más los polipéptidos. Las dos enzimas pancreáticas principales que digieren las proteínas en el intestino delgado son la quimotripsina y la tripsina. La tripsina activa otras enzimas digestivas de proteínas llamadas *proteasas*, las cuales, junto con las enzimas del intestino delgado, descomponen aún más los polipéptidos en dipéptidos, tripéptidos y aminoácidos individuales. Las células que recubren el intestino delgado liberan enzimas adicionales que también contribuyen a la digestión enzimática de los polipéptidos. Los dipéptidos y los tripéptidos se descomponen en aminoácidos individuales, que se absorben en el torrente sanguíneo mediante sistemas de transporte activo que requieren ATP. Una vez dentro, los aminoácidos son transportados al hígado.

El hígado es el punto de control para la distribución de aminoácidos y cualquier descomposición adicional de aminoácidos, que es mínima. Los aminoácidos obtenidos en la alimentación se incorporan a la reserva de aminoácidos del cuerpo, que proviene tanto de las proteínas de la alimentación como de la destrucción de las proteínas celulares. Los aminoácidos en la reserva celular deben reponerse, ya que son usados para producir nuevas proteínas, energía, y otras moléculas biológicas. Las proteínas que no se digieren completamente en el intestino delgado pasan al intestino grueso y, eventualmente, se excretan en las heces (Heather & Powell, 2020).

Metabolismo de las proteínas

Como mencionamos anteriormente, el proceso de digestión y absorción tiene como objetivo la provisión de aminoácidos, los cuales son los bloques de construcción que el cuerpo utiliza para crear, reparar o mantener las proteínas. Una vez que los aminoácidos llegan al hígado, comienza el proceso metabólico. Aunque los aminoácidos pueden ser utilizados de diversas maneras en el cuerpo, algunos de estos pueden convertirse en glucosa a través de la gluconeogénesis. Los aminoácidos que se utilizan como sustrato en la gluconeogénesis incluyen alanina, asparagina, aspartato, glutamato, serina y cisteína (Gannon & Nutfall, 2010).

Sin embargo, los aminoácidos no son la fuente preferida para la producción de glucosa, ya que el proceso de transformación de aminoácidos en glucosa es energéticamente costoso y puede provocar la liberación de amoníaco en el cuerpo. En cambio, durante el ayuno o en períodos de escasez de carbohidratos, el cuerpo prefiere utilizar otros sustratos para producir glucosa, como el glicerol derivado de la oxidación de las grasas y el lactato. Los aminoácidos suelen ser considerados el último recurso para la transformación en glucosa debido a su alto costo energético y a la producción de subproductos tóxicos (Gannon & Nutfall, 2010). Además, algunos aminoácidos son importantes para el desarrollo y mantenimiento de la masa muscular. Los aminoácidos ramificados (leucina, isoleucina y valina) son especialmente importantes en la construcción muscular porque pueden ser utilizados directamente por los músculos para sintetizar proteínas (Børsheim & Bui, 2020).

El proceso catabólico de las proteínas se da en la digestión, en la cual las proteínas se descomponen en aminoácidos. Durante el ayuno o durante ejercicios extenuantes, cuando se agotan las reservas de glucógeno y no hay otros sustratos disponibles, los músculos pueden descomponerse en aminoácidos que se utilizan en la gluconeogénesis para producir glucosa. El proceso catabólico también puede ocurrir en situaciones de alimentación hipocalórica o de desnutrición grave, cuando el cuerpo no tiene suficiente energía proveniente de otras fuentes.

Asimismo, los procesos anabólicos hacen que los aminoácidos disponibles se utilicen para crear y reparar los tejidos musculares. Estos procesos ocurren durante la infancia y el crecimiento, así como en la creación de músculos mediante el entrenamiento de fuerza. La síntesis de proteínas musculares es un proceso anabólico complejo que involucra una serie de hormonas y señales celulares.

La hormona anabólica más importante para el crecimiento muscular es la hormona del crecimiento, pero otras hormonas, como la testosterona, la insulina y el factor de crecimiento similar a la insulina (IGF-1), también juegan un papel importante en la síntesis de proteínas musculares. La testosterona estimula la síntesis de proteínas musculares y también reduce la descomposición de proteínas en los músculos, mientras que la insulina y el IGF-1 estimulan la síntesis de proteínas y la retención de nitrógeno en los músculos.

En contraste, el glucagón es una hormona catabólica que estimula la liberación de glucosa y aminoácidos a partir de las reservas del cuerpo. El glucagón se libera en situaciones de ayuno o bajo nivel de glucosa en la sangre y estimula la descomposición de proteínas musculares para obtener aminoácidos para la gluconeogénesis.

En resumen, el metabolismo de las proteínas es un proceso complejo que incluye tanto la síntesis de proteínas como la descomposición de estas. Los procesos anabólicos y catabólicos están regulados por una serie de hormonas y señales celulares que se ajustan de acuerdo a las necesidades del cuerpo.

LOS MICRONUTRIENTES

Los micronutrientes, que son vitaminas y minerales, son esenciales para el cuerpo en pequeñas cantidades. Aunque se requieren en concentraciones mínimas, son críticos para desencadenar miles de reacciones químicas esenciales para la vida y para la salud. Los micronutrientes tienen un papel importante en la regulación del metabolismo, el crecimiento, la función inmunológica, el desarrollo del cerebro, los latidos del corazón, el pH celular y la densidad ósea. Tanto la deficiencia como el exceso de micronutrientes pueden conducir a diferentes enfermedades. La evidencia empírica indica que las deficiencias en los micronutrientes, particularmente aquellos asociados con la producción o funcionamiento de la insulina, podrían afectar varios procesos fisiológicos y bioquímicos, que conducen a una cascada de alteraciones metabólicas (CE, 2118).

El rol de los micronutrientes es importante en el crecimiento, la función inmunológica, el desarrollo del cerebro, la regulación del metabolismo, los latidos del corazón, el pH celular y la densidad ósea, además de una variedad de funciones, que incluyen permitir que el cuerpo produzca enzimas, hormonas y otras sustancias necesarias para su mantenimiento, desarrollo y reparación normales. (WHO, 2021) (Streit, 2018).

Las vitaminas son compuestos orgánicos elaborados por plantas y animales, mientras que los minerales son inorgánicos y existen en el suelo o en el agua. El contenido de micronutrientes de cada alimento varía según las condiciones específicas de su desarrollo. El cuerpo humano no puede producir vitaminas y minerales, excepto la vitamina D, por lo que estos nutrientes deben obtenerse a través de la alimentación. Los nutrientes que el cuerpo no puede producir por sí solo se denominan *nutrientes esenciales*, y los nutrientes que podemos producir por cuenta propia, como la vitamina D, se llaman *nutrientes no esenciales* (Streit, 2018).

Los micronutrientes se pueden dividir en cuatro categorías: vitaminas hidrosolubles, vitaminas liposolubles, macrominerales y microminerales. Las vitaminas hidrosolubles son solubles en agua, mientras que las vitaminas liposolubles son solubles en grasas. Los macrominerales y los microminerales son minerales necesarios en grandes y pequeñas cantidades, respectivamente (Curely, s.f.) (Streit, 2018).

LAS VITAMINAS

Las vitaminas son sustancias orgánicas esenciales que el cuerpo necesita en pequeñas cantidades para realizar diversas funciones fisiológicas importantes, como el mantenimiento de la salud ósea, la formación de glóbulos rojos, la producción de energía, el fortalecimiento del sistema inmunológico y la protección contra enfermedades.

Vitaminas hidrosolubles

La mayoría de las vitaminas se disuelven en agua y, por lo tanto, se conocen como *solubles en agua* o *hidrosolubles*. Estas vitaminas no se almacenan fácilmente en el cuerpo y se eliminan con la orina cuando se consumen en exceso. Si bien cada vitamina hidrosoluble tiene un papel único, sus funciones están relacionadas entre sí; por ejemplo, la mayoría de las vitaminas B actúan como coenzimas que ayudan a desencadenar reacciones químicas importantes. Muchas de estas reacciones son necesarias para la producción de energía. A continuación, podemos ver algunas de las funciones de las vitaminas hidrosolubles y las fuentes en las que se puede encontrarlas.

Vitamina B1 (tiamina): Es un cofactor[6] esencial del metabolismo de la glucosa en casi todos los organismos vivientes y un modulador de la transmisión neuronal y neuromuscular en los vertebrados. Ayuda a convertir los nutrientes en energía (importante en el metabolismo de la glucosa), promueve

---

6   Un cofactor es un compuesto químico no proteico o un ion metálico que se requiere para la actividad de una enzima como catalizador (un catalizador es una sustancia que aumenta la velocidad de una reacción química). Los cofactores pueden considerarse *moléculas auxiliares* que ayudan en las transformaciones bioquímicas.

el apetito normal y desempeña un papel en la contracción muscular y en la conducción de las señales nerviosas. Es bien sabido que el metabolismo de la glucosa depende de la tiamina como cofactor; en el entorno hiperglucémico, se activan vías alternativas de metabolismo (que no dependen de la tiamina). Esto conduce a una mayor formación de subproductos nocivos que contribuyen a la fisiopatología de las complicaciones diabéticas. Además, la tiamina tiene una acción directa sobre la función endocrina del páncreas y, por lo tanto, la deficiencia puede contribuir a la hiperglucemia a través de otros mecanismos, en lugar de alterar el metabolismo de la glucosa (Page, 2011).

La primera evidencia de los efectos beneficiosos de la tiamina sobre las células microvasculares implicadas en las complicaciones diabéticas data de 1996: desde entonces, varios trabajos basados en modelos *in vitro* y en animales han abordado el uso potencial de esta vitamina para contrarrestar la microangiopatía diabética (Beltramo, 2021).

La microangiopatía diabética es una enfermedad vascular que afecta los vasos sanguíneos más delgados y produce trastornos vasculares que dan lugar a la retinopatía y a la neuropatía diabética, y el glomerular, que produce la nefropatía diabética y el daño renal, y que tiene su origen en los altos niveles de glucosa (hiperglicemia) crónicos.

Puesto que la vitamina B1 o tiamina es una vitamina hidrosoluble, el cuerpo no tiene la capacidad de almacenarla, y eliminará el excedente, lo que quiere decir que NO existe riesgo de una sobrecarga al consumirla como suplemento. Es importante también informarles que la METFORMINA inhibe la acción de esta vitamina y, por lo tanto, es muy importante que los que usan metformina también se suplementen con esta vitamina.

La vitamina B1 o Tiamina encuentra en forma natural en la carne, las vísceras (hígado), el pescado, los frutos secos, los huevos, la levadura nutricional, la espinaca, el brócoli, las coles de Bruselas y el repollo.

Vitamina B2 (riboflavina): La riboflavina o vitamina B2 es un componente clave de las coenzimas involucradas con el crecimiento de las células. La producción de energía y la descomposición de grasas, esteroides y medicamentos. La mayor parte de la riboflavina se usa de inmediato y no se almacena en el cuerpo, por lo que las cantidades en exceso se excretan en la orina. Un exceso de riboflavina en la dieta, generalmente de suplementos, puede hacer que la orina se vuelva de color amarillo brillante, pero no causa ningún otro efecto negativo.

La obesidad es la acumulación de grasa anormal o excesiva que puede interferir con el mantenimiento de un estado de salud óptimo. Con la aparición de la obesidad se presentan alteraciones en la respuesta inmunitaria, ya que se genera un proceso inflamatorio que suele ser crónico y de bajo grado de intensidad, el cual también está presente con otras enfermedades degenerativas asociadas, tales como diabetes tipo 2 (DT2), hipertensión, dislipidemias, enfermedades cardíacas. Esta condición crónica de inflamación se ha relacionado también con la generación de resistencia a la insulina. En los últimos años se ha observado que los pacientes obesos presentan un estado inflamatorio crónico de bajo grado como una consecuencia del incremento en la masa del tejido adiposo, que lleva a un aumento en la producción de mediadores proinflamatorios. Como factor de riesgo, la inflamación es un mecanismo incrustado de enfermedades cardiovasculares desarrolladas que incluyen coagulación, aterosclerosis, síndrome metabólico, resistencia a la insulina y diabetes mellitus. También se asocia con el desarrollo de enfermedades no cardiovasculares, como psoriasis, depresión, cáncer y enfermedades renales (Blancas, Flores, 2010).

Esto quiere decir, en términos sencillos, que la obesidad causa diferentes inflamaciones por todo el cuerpo y se ha descubierto que esta condición está ligada a la deficiencia de vitamina B2 o riboflavina. Diferentes estudios muestran que la riboflavina inhibe eficazmente la actividad proinflamatoria ligada a la obesidad y, por lo tanto, podemos suponer que su suplementación puede reducir la probabilidad de afecciones asociadas a la inflamación leve relacionada con la obesidad (Mazur-Bialy, 2016).

Las fuentes naturales de vitamina B2 o riboflavina son huevos, vísceras (riñones e hígado), carnes magras, leche, yogurt, quesos duros, pescados. Verduras verdes como la espinaca, los espárragos y el coliflor también contienen riboflavina, así como la levadura de cerveza y el coco.

Vitamina B3 (niacina): Ayuda a convertir los nutrientes en energía; crea colesterol y grasas, crea y repara el ADN y ejerce efectos antioxidantes. Esta vitamina se encuentra en carne, salmón, verduras de hoja, frijoles, y también en vegetales sin almidón, como el brócoli y la coliflor.

Vitamina B5 (ácido pantoténico): El ácido pantoténico (también llamado *vitamina B5*) ayuda a convertir los alimentos que consumimos en la energía que necesitamos. Es importante para muchas funciones en el organismo, especialmente en la fabricación y descomposición de las grasas. La vitamina B5 está presente de forma natural en casi todos los alimentos, pero especialmente en los alimentos que cumplen nuestras recomendaciones, como la carne de res, el pollo, las vísceras, los huevos, el aguacate, el brócoli, la coliflor, y otros vegetales sin almidón.

Vitamina B6 (piridoxina): Ayuda en el metabolismo de las proteínas y es importante para convertir las proteínas que consumimos en aminoácidos, que servirán para desarrollar, reparar y fortalecer nuestros músculos. La vitamina B6 también influye en la formación de glóbulos rojos y se comporta como una molécula antioxidante. Además, participa en la producción corporal de sustancias químicas como neurotransmisores y hemoglobina, y ayuda a su cuerpo a liberar el azúcar de los carbohidratos almacenados (glucógeno) para generar energía y a crear glóbulos rojos. Esta vitamina desempeña funciones importantes en la regulación de agua y en el equilibrio hormonal. Las principales fuentes de alimento incluyen carnes, pollo, pescado, vísceras, nueces, huevos, y también vegetales sin almidón como el brócoli y la col.

Vitamina B7 (biotina): La vitamina B7 o biotina juega un papel vital en ayudar a las enzimas a descomponer grasas, carbohidratos y proteínas en los alimentos, lo que significa que juega un papel fundamental en nuestro metabolismo. Las enzimas son producidas en el páncreas y ayudan a descomponer los alimentos en el aparato digestivo. Por ejemplo, los carbohidratos se descomponen con la amilasa y la fructasa, las grasas con la lipasa y las proteínas con la pepsina y la tripsina.

Vitamina B7 (biotina): La vitamina B7 o biotina juega un papel vital en ayudar a las enzimas a descomponer grasas, carbohidratos y proteínas en los alimentos, lo que significa que juega un papel fundamental en nuestro metabolismo. Las enzimas son producidas en el páncreas y ayudan a descomponer los alimentos en el aparato digestivo. Por ejemplo, los carbohidratos se descomponen con la amilasa y la fructasa, las grasas con la lipasa y las proteínas con la pepsina y la tripsina. La vitamina B7 ayuda también a regular las señales enviadas por las células, la regulación de los genes y señalización celular y ayuda a activar el metabolismo de las proteínas/aminoácidos, y esto afecta todo el cuerpo: la raíz del cabello, la piel, las membranas de mucosa, las uñas, etc., lo cual ayuda a su regeneración y mantenimiento. La vitamina B7 también contribuye a un funcionamiento normal del sistema nervioso. Esta vitamina se encuentra en las vísceras (hígado y riñones), pescado, aves de corral, yema de huevo, nueces, aguacate, coliflor, espinaca, brócoli.

Vitamina B9 (folato): El folato, también conocido como *ácido fólico* o *folacina*, ayuda en el metabolismo de las proteínas, promueve la formación de glóbulos rojos y reduce el riesgo de defectos congénitos del tubo neural. El folato también puede desempeñar un papel en el control de los niveles de homocisteína, lo que reduce el riesgo de enfermedad coronaria. Esta vitamina se encuentra en vísceras (hígado y riñones), carne de res, hígado, guisantes, espinacas, espárragos, lechuga, espárragos, brócoli.

Vitamina B12 (cobalamina): Es necesaria para la formación de glóbulos rojos y ADN. Además, es un actor clave en la función adecuada del sistema nervioso y del cerebro. Esta vitamina solo se encuentra en los alimentos de origen animal, como carnes de todo tipo, vísceras, pescado, leche, huevos.

Vitamina C (ácido ascórbico): La vitamina C beneficia al cuerpo al mantener unidas las células mediante la síntesis de colágeno, es un tejido conectivo que mantiene unidos los músculos, los huesos y otros tejidos. También juega un papel importante en el control de infecciones y en la curación de heridas, y es un poderoso antioxidante que puede neutralizar los radicales libres dañinos. Asimismo, ayuda en la formación de huesos y dientes y fortalece las paredes de los vasos sanguíneos, mejora la función del sistema inmunológico, aumenta la absorción y utilización del hierro y actúa como antioxidante. Además, ayuda a producir varias hormonas y mensajeros químicos que se utilizan en el cerebro y en los nervios (Harvard Medical school, s.f.). Esta vitamina se encuentra en frutas cítricas, pimientos morrones, coles de Bruselas, fresas, kiwi, papaya y brócoli, entre otros vegetales sin almidón.

Se ha observado que la deficiencia de vitaminas hidrosolubles en personas con enfermedades metabólicas es común debido a la disminución de la absorción y al almacenamiento de estas vitaminas. Por lo tanto, es importante consumir suficientes alimentos ricos en vitaminas hidrosolubles para prevenir deficiencias y mantener una buena salud.

Vitaminas solubles en grasa o liposolubles

Las vitaminas A, D, E y K se denominan *vitaminas liposolubles* porque son solubles en disolventes orgánicos y se absorben y transportan de manera similar a las grasas. Las vitaminas liposolubles juegan un papel integral en una multitud de procesos fisiológicos como la visión, la salud ósea, la función inmunológica y la coagulación; por lo tanto, son importantes promotores del desarrollo, la reproducción y la salud en general. Las obtenemos principalmente con nuestra alimentación y se absorben más fácilmente por el cuerpo en presencia de grasa alimentaria. Estas vitaminas se almacenan en el tejido graso y en el hígado (National Research Council, 1989).

Cada una de estas vitaminas cumple una función específica en el cuerpo:

- La vitamina A es necesaria para la visión y para el funcionamiento adecuado de los órganos. Se encuentra en alimentos como el hígado, los lácteos, el pescado y los huevos.

- La vitamina D promueve la función inmunológica adecuada, ayuda en la absorción de calcio y en el crecimiento óseo. Se encuentra en la luz del sol, el aceite de pescado, el aceite de oliva, la leche y el hígado.
- La vitamina E ayuda a la función inmunológica y actúa como un antioxidante que protege las células del daño. Se encuentra en alimentos como las semillas de girasol, el germen de trigo, las almendras, la espinaca y la calabaza.
- La vitamina K es necesaria para la coagulación de la sangre y para el desarrollo adecuado de los huesos. Se encuentra en verduras de hojas verdes, como la col rizada, las hojas de nabo, las espinacas, el brócoli, las coles de Bruselas, el repollo y las lechugas.

En general, es importante asegurar la ingesta adecuada de estas vitaminas liposolubles a través de una alimentación equilibrada y variada.

MINERALES

Los minerales son importantes para mantener los huesos, los músculos, el corazón y el cerebro funcionando correctamente y también son imprescindibles para producir enzimas y hormonas. Hay dos tipos de minerales: macrominerales y oligoelementos o microminerales.

Macrominerales

Los macrominerales son esenciales para el correcto funcionamiento de los huesos, músculos, corazón y cerebro, y son necesarios para producir enzimas y hormonas. Existen dos tipos de minerales: los macrominerales y los oligoelementos o microminerales. Los macrominerales son necesarios en mayores cantidades y tienen funciones específicas en el cuerpo. Estos minerales incluyen:

- **Calcio:** Necesario para la estructura y función adecuadas de los huesos y dientes, así como para la función muscular y para la contracción de los vasos sanguíneos. Se encuentra de manera natural en productos lácteos con calcio y verduras de hoja verde, como brócoli, col y coliflor.

- **Fósforo:** Parte de la estructura de la membrana celular y ósea; se encuentra en el queso, el yogur, aves de corral, huevos y pescados.

- **Magnesio:** Ayuda con más de 300 reacciones enzimáticas, incluyendo la regulación de la presión arterial, y se encuentra en alimentos como almendras, anacardos, espinacas y aguacate (palta).

- **Sodio:** Es un electrolito que ayuda al equilibrio de líquidos y al mantenimiento de la presión arterial. Se encuentra en la sal y en el bicarbonato.

- **Cloruro:** A menudo se encuentra en combinación con sodio. Ayuda a mantener el equilibrio de líquidos y se utiliza para hacer jugos digestivos. Se encuentra en alimentos como algas marinas, sal, apio, lechuga y aceitunas.
- **Potasio:** Es un electrolito que mantiene el equilibrio líquido en las células y ayuda con la transmisión nerviosa y con la función muscular. Se encuentra en verduras de hoja verde como espinacas y col rizada.
- **Azufre:** Es parte de cada tejido vivo y está contenido en los aminoácidos metionina y cisteína. Se encuentra en alimentos como el ajo, las cebollas, las coles de Bruselas, los huevos y el agua mineral.

La mayoría de las personas obtienen los minerales que necesitan al comer una amplia variedad de alimentos. La alimentación del estilo de vida del guerrero puede proporcionar cantidades suficientes de estos minerales, pero también es común suplementar con magnesio en forma de cloruro de magnesio o de citrato de magnesio.

Microminerales

Los microminerales son necesarios en cantidades más pequeñas que los macrominerales pero, aun así, permiten funciones biológicas sistémicas y estructurales. Entre estos se encuentran los siguientes:

- **Hierro:** Forma parte de la molécula de hemoglobina en los glóbulos rojos. Es necesario para el metabolismo de la energía y se encuentra en vísceras, carnes rojas, pescado, aves, mariscos (especialmente las almejas), yemas de huevo, legumbres y verduras de hoja verde oscuro.

- **Zinc:** Forma parte de muchas enzimas. Es necesario para producir proteína y material genético. Tiene una función en la percepción del gusto, curación de heridas, desarrollo fetal normal, producción de semen, crecimiento y maduración sexual normales, salud del sistema inmunitario. Se encuentra en carnes, pescado y aves.

- **Yodo:** Se encuentra en la hormona tiroidea, la cual ayuda a regular el crecimiento, el desarrollo y el metabolismo. Se encuentra en pescados y mariscos, ajo, acelgas, judías verdes, alimentos producidos en suelos ricos en yodo, sal con yodo y cebolla.

- **Selenio:** Es un antioxidante y se encuentra en carnes, pescados y mariscos.

- **Cobre:** Forma parte de muchas enzimas. Es necesario para el metabolismo del hierro y se encuentra en legumbres, nueces y semillas, y vísceras.

- **Manganeso:** Forma parte de muchas enzimas y se encuentra en muchos alimentos, especialmente en alimentos de origen vegetal.

- **Fluoruro:** Participa en la formación de los huesos y los dientes; ayuda a prevenir caries y se encuentra en el agua potable (tanto fluorada como naturalmente con fluoruro), pescado y la mayoría de los tés.

- **Cromo:** Actúa estrechamente con la insulina para regular los niveles de azúcar en la sangre (glucosa) y se encuentra en alimentos no refinados, especialmente el hígado, los frutos secos y los quesos.

- **Molibdeno:** Forma parte de algunas enzimas y se encuentra en verduras de hoja verde, leche e hígado.

EL METABOLISMO DE LAS VITAMINAS Y DE LOS MINERALES

El metabolismo de las vitaminas y de los minerales es un proceso complejo que involucra la absorción, transporte y utilización de estos nutrientes por todo el cuerpo. Las vitaminas y los minerales son esenciales para muchas funciones en el cuerpo, incluyendo la síntesis de proteínas, la producción de energía, la formación de huesos y dientes, y la función del sistema inmunológico. Las vitaminas y los minerales se absorben en el intestino delgado y se transportan a través de la sangre a los órganos y tejidos donde se necesitan. Algunas vitaminas son solubles en agua y se eliminan del cuerpo a través de la orina, mientras que otras son solubles en grasa y se almacenan en el tejido adiposo.

Una alimentación baja en carbohidratos y alta en grasas puede tener un impacto en el metabolismo de las vitaminas y de los minerales. Las dietas bajas en carbohidratos a menudo se basan en alimentos ricos en proteínas y grasas, como carne, pescado, huevos, aguacates y frutos secos. Estos alimentos son ricos en nutrientes, como hierro, zinc y selenio, que son importantes para la salud.

Por otro lado, las dietas altas en carbohidratos y bajas en grasas pueden tener un efecto negativo en la absorción y utilización de ciertas vitaminas y minerales. Por ejemplo, la vitamina D, importante para la absorción de calcio y para el mantenimiento de huesos y dientes saludables, se produce en la piel en respuesta a la exposición al sol y también se encuentra en ciertos alimentos como el pescado y los huevos. Sin embargo, se ha demostrado que una dieta alta en carbohidratos y baja en grasas puede reducir la absorción de vitamina D.

En resumen, una alimentación adecuada y equilibrada, que incluya una variedad de alimentos ricos en vitaminas y en minerales, es importante para mantener la salud del cuerpo y prevenir deficiencias nutricionales.

RESUMEN

En resumen, el metabolismo es un proceso complejo que involucra diferentes hormonas, especialmente la insulina y el glucagón, que tienen un papel vital en los procesos metabólicos. La idea de que el metabolismo puede ser rápido o lento carece de validez, ya que puede ser influenciado por nuestro estilo de vida. La constante elevación de los niveles de insulina debido a una alimentación rica en carbohidratos puede dificultar la oxidación de grasas y conllevar a un mayor cúmulo de grasas, lo que puede provocar sobrepeso u obesidad.

Los procesos anabólicos y catabólicos ocurren simultáneamente en el cuerpo humano y están constantemente en equilibrio. El catabolismo es la descomposición de sustancias complejas en componentes más simples, mientras que el anabolismo es la síntesis de sustancias complejas a partir de componentes más simples. Ambos procesos son necesarios para mantener la homeostasis en el cuerpo y para la producción y reparación de tejidos.

Por ejemplo, durante el ejercicio físico intenso, el cuerpo entra en un estado catabólico, en el cual se descomponen las moléculas de glucógeno almacenadas en los músculos para obtener energía. Al mismo tiempo, ocurre la síntesis de proteínas musculares a través de un proceso anabólico que permite la reparación y crecimiento del tejido muscular.

Otro ejemplo de los procesos anabólicos y catabólicos que ocurren simultáneamente es el metabolismo de los lípidos en el hígado. Durante el ayuno, el cuerpo entra en un estado catabólico en el cual se descomponen las grasas almacenadas para obtener energía. Al mismo tiempo, ocurre un proceso anabólico, en el cual el hígado sintetiza lípidos para almacenar y utilizar en momentos de necesidad. Se debe tener en cuenta que estos procesos no ocurren de manera aislada, sino que interactúan entre sí y se ven afectados por diversos factores externos e internos. La comprensión de estos procesos y cómo se ven afectados por nuestro estilo de vida es crucial para mantener una buena salud metabólica. Debemos dejar a un lado los mitos sobre la rapidez o lentitud del metabolismo (porque no son más que mitos) y que nosotros no consumimos calorías, sino alimentos con nutrientes que tienen diferentes roles en nuestro metabolismo.

PARTE II
UNA BREVE HISTORIA
DE LOS ALIMENTOS

UNA PEQUEÑA RESEÑA HISTÓRICA

Nosotros, como especie humana, hemos desarrollado nuestras sociedades, culturas, conocimiento al nivel actual donde tenemos grandes ciudades, internet. Hablamos de viajes al espacio, hemos descifrado el código genético, estamos desarrollando la inteligencia artificial, etc. El desarrollo a nivel cultural, social y científico no tiene precedentes y seguimos avanzando a pasos gigantescos, pero los procesos biológicos y bioquímicos que regulan nuestro organismo y nuestro metabolismo siguen siendo los mismos que los de nuestros antepasados, los hombres de las cavernas. Desde hace más de 6 millones de años hasta hace aproximadamente 12.000 años, nuestros ancestros no practicaban la agricultura ni criaban o mantenían rebaños de ganado. Ellos buscaban alimentos mediante la caza, la pesca y recolección, ya que no existía la agricultura (Grube, 2021).

Uno de los medios más importantes para la supervivencia es tener suficientes alimentos y agua, así como los minerales, electrolitos y nutrientes necesarios para mantener la masa muscular, las funciones corporales y la capacidad cognitiva. También es importante poder adaptarse a condiciones de cambios climatológicos y demás situaciones que pueden ser muy adversas. Almacenar alimentos en la propia guarida era un medio para asegurar la supervivencia, pero también era arriesgado, ya que podían ser robados o descubiertos por depredadores o por enemigos. Por esta razón, el cuerpo humano desarrolló la capacidad de almacenar energía en forma de glucógeno y grasas, lo que proporcionaba un depósito seguro de nutrientes y agua para ser utilizados en momentos de escasez de alimentos. La capacidad de almacenar energía en forma de glucógeno y grasas pudieron dar a nuestros ancestros la posibilidad de tener un depósito seguro de nutrientes y agua para ser utilizados en momentos cuando no se obtenían alimentos. Si bien la grasa y el glucógeno se utilizan como fuentes de energía (ATP) durante la escasez de alimentos, también son una fuente importante de agua en entornos donde el agua está menos disponible. La grasa genera alrededor de 11 g de agua para cada gramo de grasa oxidada, mientras el glucógeno genera entre 3 y 4 g de agua por cada gramo de glucógeno oxidado (Johnson, 2020). Gracias a la capacidad de almacenar energía en forma de glucógeno y grasas, nuestros ancestros podían sobrevivir sin comida durante períodos largos de tiempo mientras cazaban, pescaban o recolectaban alimentos, utilizando estas reservas.

Nuestro planeta ha atravesado extinciones masivas en su historia natural y, si bien los estudios de animales que se extinguieron pueden ser informativos, son los sobrevivientes los que brindan pistas sobre los mecanismos de adaptación a las nuevas condiciones, que en muchos casos pueden ser muy adversas. Uno de los principales mecanismos de adaptación ha sido a través de cambios genéticos impulsados por la evolución y, más recientemente, también se ha apreciado el poder de las modificaciones epigenéticas. Para los humanos, parece que hubo dos mutaciones principales que ocurrieron durante las extinciones, las cuales parecen involucrar la ruta de la fructosa y, probablemente, actuaron al mejorar nuestras reservas de grasa. La fructosa, ya sea suministrada en la alimentación con el consumo de frutas y miel, o de forma endógena a través de la activación de la vía de los polioles que convierte la glucosa en fructosa, desplaza preferentemente al organismo hacia el almacenamiento de grasa y glucógeno que puede utilizarse para proporcionar energía y agua a una fecha posterior. La fructosa provoca la retención de sodio y eleva la presión arterial; esta propiedad, probablemente, ayudó a nuestros ancestros a sobrevivir en situaciones de deshidratación o de privación de sal. Al cambiar la producción de energía de las mitocondrias a la glucólisis, la fructosa redujo las demandas de oxígeno para ayudar a sobrevivir en situaciones donde la disponibilidad de oxígeno es baja. Las acciones de la fructosa son impulsadas en parte por la vasopresina, hormona que sirve para la contracción de los vasos sanguíneos y ayuda a que los riñones controlen la cantidad de agua y de sal en el cuerpo; de esta manera regula la presión arterial y la cantidad de orina que se produce y la generación de ácido úrico. En la historia humana ocurrieron dos mutaciones durante períodos de extinción masiva que mejoraron la actividad de la fructosa para generar grasa: la primera fue una mutación en el metabolismo de la vitamina C durante la extinción del Cretácico-Paleógeno hace 65 millones de años y la segunda, una mutación en la uricasa, que ocurrió durante la interrupción del Mioceno Medio (hace 12-14 millones de años) (Johnson, 2020).

Pérdida de la capacidad de crear endógenamente la vitamina C

La mayoría de los animales pueden sintetizar ácido ascórbico (AA) o vitamina C a partir de glucosa en el riñón o en el hígado. Hace unos 61 millones de años, algunos mamíferos y primates, incluidos nuestros ancestros humanos, perdieron la capacidad de la síntesis endógena de vitamina C. Esto ocurrió debido a la inactivación del gen de la L-gulono-lactona oxidasa (GLO), con la consecuencia de que se bloqueó el último paso de la síntesis de ascorbato a partir de glucosa. Desde ese entonces, nuestros ancestros dependieron de la alimentación para obtener la vitamina C (Hornung, 2019). La inactivación del gen de la L-gulono-lactona oxidasa podría haber dado una ventaja evolutiva en cuanto a prevención de enfermedades, mejora de la digestión y mejora de la resiliencia en tiempos antiguos. Se cree que esta inactivación se dio a consecuencia del cambio climático, que aumentó la disponibilidad de vitamina C a través de la alimentación. Si bien la vitamina C tiene muchas funciones (entre las que tenemos la mejora del sistema inmunológico, la mejora de la digestión, además de ser un poderoso antioxidante), esta mutación también puede haber ayudado a prevenir el daño celular y mejorar la resiliencia en tiempos antiguos. También pudo ayudar a estimular la síntesis de grasa a partir de la fructosa. Si consideramos que nuestros ancestros preferían comer las frutas maduras porque eran más dulces y fáciles de obtener y tomamos en cuenta que el contenido de vitamina C en las frutas es más alto al comienzo de la temporada y que a medida que la fruta madura aumenta el contenido de fructosa y se hace más dulce, podemos decir que el contenido de fructosa aumenta a medida que la fruta madura y que esta será una fuente importante de fructosa para ganar grasas (Johnson, 2020).

Pérdida de la capacidad de metabolizar el ácido úrico

La segunda mutación es la inactivación de la enzima uricasa por mutación de su gen hace 15 millones de años. La uricasa es una enzima que metaboliza el ácido úrico circulante, y produce alantoína, que finalmente se elimina por la orina. La pérdida de uricasa por mutación ha dado una ventaja evolutiva para la supervivencia al incrementar levemente los niveles de ácido úrico, lo que se tradujo en una mayor eficiencia para transformar la escasa fructosa consumida en las frutas en glucógeno y grasa corporal, lo que permitió a nuestros ancestros almacenar energía y sobrevivir de mejor manera en períodos de hambruna (Valenzuela, 2016). Esta acumulación de ácido úrico ha sido vista como un mecanismo de defensa contra parásitos y enfermedades, ya que el ácido úrico tiene propiedades antimicrobianas y antivirales. Además, la acumulación de ácido úrico puede ayudar a mantener la integridad de las articulaciones y prevenir la inflamación, lo que podría haber sido importante para los antiguos mamíferos que tenían que huir de depredadores o de cazadores. En resumen, podríamos decir que el rol metabólico de la fructosa es el incremento del ácido úrico, la acumulación de grasas y la retención de agua. Esta propiedad dio a nuestros ancestros una ventaja evolutiva y de supervivencia en situaciones muy adversas.

Edad de Piedra o Edad de Hielo

En la historia de la humanidad, prima la escasez de alimentos, y no la abundancia como un factor importante, además, por supuesto, de la gran actividad física, porque nuestros antepasados eran nómadas y tenían que moverse todo el tiempo en busca de alimentos. ¿Qué comían nuestros antepasados? Si bien no podemos estar seguros del tipo de alimentación que tenían, la evidencia antropológica sugiere que la alimentación en ese periodo consistía principalmente en carne, pescado, nueces, semillas y bayas y, por supuesto, frutas (cuando las conseguían). Este periodo, que comienza hace aproximadamente 2,5 millones de años y termina alrededor del 4000 a.C., llamado *Edad de Piedra* o *Edad de Hielo*, se caracterizó al inicio por grandes cantidades de hielo que cubrían el planeta. Este periodo se divide en las eras paleolítica, mesolítica y neolítica (Holmes, 2022).

La era **paleolítica** fue el primer período de la Edad de Piedra. Comenzó hace aproximadamente 2,5 millones de años y duró hasta el 10.000 a.C. Durante este período, los humanos usaron herramientas básicas de piedra para sustentarse, principalmente a través de la caza y de la recolección, y aprendieron a usar el fuego. La evolución humana fue crítica durante este período; se produjeron cambios físicos producto de la incorporación de la carne a la alimentación. El consumo de grandes cantidades de carne cruda, y subsecuentemente asada con la utilización del fuego, ayudó a los humanos a desarrollar y expandir sus cerebros y, por ende, su capacidad cognitiva (Holmes, 2022).

La era **mesolítica** duró solo unos pocos miles de años, aproximadamente del 11.000 a.C. al 9000 a.C. Se caracterizó por un importante cambio climático, concretamente el final de la Edad del Hielo. A medida que la Tierra comenzó a calentarse, los glaciares se derritieron, y la cantidad de tierra disponible comenzó a desvanecerse debido al aumento del nivel del mar. A medida que el clima cambió, también lo hizo la evolución animal y humana. El clima más cálido condujo a fuentes más abundantes de vegetación y a la incorporación de nuevos alimentos de origen vegetal, como nueces, bayas y semillas. La alimentación humana durante la era mesolítica todavía se basaba principalmente en la caza, la pesca y la recolección, pero comenzó a modificarse junto con el cambio climático (Holmes, 2022).

LA PRIMERA REVOLUCIÓN AGRÍCOLA

El último período de la Edad de Piedra se llama *neolítico*. Es el período de la primera revolución agrícola, en el que se llevó a cabo la transición de la caza y la recolección a la agricultura, que implicó la domesticación de muchos animales y plantas. La revolución agrícola tuvo impactos de gran alcance en la cultura y biología de las sociedades humanas. Comenzó hace unos 12.000 años y, aunque se denomine *revolución*, no ocurrió de la noche a la mañana, sino que fue parte de un proceso que duró siglos o milenios. Durante este período, se inició la domesticación de plantas y animales que alguna vez fueron salvajes. El cambio de la caza, pesca y la recolección a la agricultura condujo a cambios importantes en los estilos de vida y las culturas humanas, incluidos el desarrollo de pueblos y ciudades, y un mayor número de habitantes (Grube, 2021). La revolución neolítica condujo a la creación de asentamientos permanentes apoyados por la agricultura y por la ganadería. Allanó el camino para las innovaciones de la Edad de Bronce y de la Edad de Hierro posteriores, cuando los avances tecnológicos en la creación de herramientas para la agricultura, armas de guerra y el arte unieron a las civilizaciones a través del comercio y de la conquista. (History.com, 2021). Esta revolución agrícola o neolítica comenzó lentamente, y en un área geográfica restringida. El trigo y la avena fueron domesticados aproximadamente en el 9000 a. C.; El maíz, en el 9000 a.C. en México; los guisantes y las lentejas, en el 8000 a. C; la papa o patata, en el 8000 a. C, en los andes de Sudamérica; los olivos, en el 5000 a. C.; los caballos, en el 4000 a. C.; y las uvas o viñedos, en el 3500 a.C. Algunos animales y plantas, como los camellos y los anacardos, fueron domesticados incluso más tarde, pero la ola principal de domesticación había terminado en el 3500 a. C. Incluso hoy, con todas nuestras tecnologías avanzadas, más del 90% de los alimentos que sostiene a la humanidad proviene del puñado de plantas que nuestros antepasados domesticaron entre el 9500 a. C. y el 3500 a. C. como, por ejemplo, el trigo, el arroz, el maíz, las patatas, el mijo y la cebada. Ninguna planta o animal digno de mención ha sido domesticado en los últimos 2000 años (Harari, 2015).

Como podemos ver, la primera revolución agraria dio lugar al inicio de los que hoy llamamos *civilización* y se puede considerar como el principio de la historia. Pero esta transición de un estilo de vida activo basado en la caza, pesca y recolección a un estilo de vida sedentario basado en la agricultura ocasionó problemas fisiológicos a nuestros antepasados. La transición a la agricultura en el neolítico fue uno de los cambios de estilo de vida más drásticos en la historia humana. Los cambios en la alimentación, las condiciones de vida y las actividades de subsistencia tuvieron un enorme impacto en la salud humana, aunque los efectos variaron de una región a otra. El análisis esquelético de las primeras comunidades agrícolas sugiere que la transición a la agricultura tuvo un impacto negativo general en la salud humana; aumentó la incidencia de enfermedades infecciosas y deficiencias nutricionales; causó problemas bucales, ya que comenzaron a tener caries; y contribuyó a una reducción general de la estatura humana (Latham, 2013). En otras palabras, este cambio de estilo de vida significó un deterioro en la salud personal de nuestros ancestros, pero al mismo tiempo fue un punto de partida a nivel social, cultural y científico de nuestro desarrollo, y ninguna sociedad moderna o antigua hubiera podido desarrollarse sin ese cambio.

La segunda revolución agrícola

La segunda revolución agrícola se dio paralela a la revolución industrial 1815-1880 y mejoró aún más la disponibilidad de alimentos con una mayor velocidad de producción, el crecimiento a gran escala de nuevos cultivos, el desarrollo del transporte (ferrocarriles), el desarrollo de nuevos fertilizantes y métodos de plantación. De esta manera contribuyó a alimentar a una población que dejaba la vida agrícola y entraba en las nuevas fábricas durante la Revolución industrial. La Revolución industrial cambió las sociedades agrarias a sociedades urbanizadas con ciudades industriales esparcidas, que se constituyeron como focos de desarrollo urbano. La alta demanda de alimentos incentivó el desarrollo de la agricultura a través de nuevas formas de cultivo y allanó el camino para que las corporaciones se hicieran cargo de la producción y distribución de alimentos.

La tercera revolución agrícola (o revolución verde)

A principios de los años sesenta, el mundo enfrentaba el riesgo de hambruna masiva, agotamiento de recursos no renovables y aumento de la pobreza en países de bajos ingresos, como India, México, Brasil, etc. Las discusiones sobre el rápido crecimiento de la población y el estancamiento de la producción de alimentos dieron lugar a revivir las teorías de Malthus, que argumentaba que, mientras que las poblaciones tienden a aumentar exponencialmente, la producción de alimentos aumenta solo geométricamente. Esto sugiere que el desarrollo poblacional conduciría a la hambruna. Algunos argumentaron que los hechos estaban ahí y que la batalla para alimentar a la humanidad ya estaba perdida (Lam, 2011). Como consecuencia de esa preocupación, comenzó la tercera revolución agrícola o revolución verde con la introducción de nuevas tecnologías, que aumentaron la productividad agrícola, priorizando el desarrollo y difusión de variedades de alto rendimiento de los principales cultivos básicos, en combinación con una utilización más intensiva de insumos modernos como los inorgánicos, fertilizantes y riego (Gómez, 2013).

La revolución verde fue el resultado de una serie de iniciativas de investigación, desarrollo y transferencia de tecnología iniciadas en México en la década del cuarenta, en respuesta a una crisis alimentaria en el país. Norman Borlaug, un biólogo estadounidense contratado por la Asociación Rockefeller, llevó a cabo investigaciones durante años, experimentando con diferentes tipos de trigo y combinándolos, hasta obtener una variedad que reunía las características adecuadas, como resistencia al clima, una estatura baja de la planta, alta productividad, resistencia a plagas y alta calidad de la semilla. Este desarrollo adquirido en México se expandió a otros países, como India y Pakistán, donde Borlaug dirigió la implementación de las nuevas técnicas, a través de la transferencia de conocimientos, la modernización de técnicas de gestión, la distribución de semillas híbridas, fertilizantes sintéticos y pesticidas a los agricultores. Esto permitió que la producción agrícola mundial se triplicara entre 1960 y 2015, y se pudiera evitar el peligro de hambruna, lo cual generó excedentes de producción (Servicio de Información Agroalimentaria y Pesquera, 2021).

La revolución verde tuvo un impacto negativo en la salud humana al utilizar ampliamente productos químicos sintéticos, incluyendo fertilizantes y pesticidas, que aumentaron la exposición a sustancias tóxicas y que pueden ser perjudiciales para la salud. La contaminación de alimentos y de fuentes de agua por estos químicos puede ocasionar problemas respiratorios y de la piel, defectos de nacimiento y cáncer. Además, la agricultura intensiva provocó la pérdida de biodiversidad y la homogeneización de los cultivos, lo que redujo la diversidad de los productos agrícolas y aumentó el riesgo de problemas de salud relacionados con la alimentación. Por ejemplo, una dieta basada en unos pocos cultivos básicos puede aumentar el riesgo de deficiencias nutricionales, como la anemia por deficiencia de hierro.

La intensificación de la producción agrícola ha tenido una consecuencia negativa en la eliminación de nutrientes del suelo. Los métodos agrícolas intensivos modernos han reducido la cantidad de nutrientes que se encuentran en los alimentos que consumimos debido al uso de cultivos de rápido crecimiento y resistentes a las plagas, que son cada vez menos densos en nutrientes. Además, el uso generalizado de productos químicos sintéticos, como fertilizantes y pesticidas, puede provocar una mayor exposición a sustancias tóxicas, que pueden tener efectos negativos en la salud humana, incluyendo irritaciones respiratorias y de la piel, defectos de nacimiento y cáncer. Por lo tanto, se necesitan prácticas agrícolas más sustentables y saludables para proteger la calidad y densidad de los nutrientes en los alimentos y reducir la exposición a sustancias tóxicas.

Como resultado de la disminución de la fertilidad del suelo y el cultivo selectivo, el contenido nutricional de frutas, vegetales y granos también se ha visto comprometido. En un estudio de 2004, se analizaron 43 cultivos de jardín para comparar el contenido nutricional entre 1950 y 1999, utilizando datos del

USDA. Algunos nutrientes se mantuvieron sin cambios, pero el calcio, el fósforo, el hierro, la riboflavina y la vitamina C fueron todos más bajos en 1999 en comparación con 1950, con una caída del 6% al 38%. Adicionalmente, el contenido de proteína en el maíz disminuyó de un 50% a un 30% de 1920 a 2001, mientras que el contenido de almidón aumentó. El contenido de magnesio de las verduras y el trigo se ha reducido hasta un 25%. Los minerales como el manganeso, el zinc, el cobre y el níquel han disminuido en las últimas décadas, mientras que los minerales tóxicos (como el aluminio, el plomo y el cadmio) han aumentado (Melville, 2020). La situación es alarmante, ya que una tercera parte de la tierra del planeta está gravemente degradada y el suelo fértil se está perdiendo a un ritmo más acelerado cada año, según un nuevo estudio respaldado por las Naciones Unidas, que pide un cambio para alejarse de la agricultura intensiva destructiva (CLD, 2022). Por otro lado, la introducción y rápido desarrollo de los cultivos genéticamente modificados pueden presentar graves riesgos para los agricultores, la salud humana, los animales domésticos, la vida silvestre y el medioambiente.

Durante miles de años, los seres humanos han utilizado métodos de modificación tradicionales, como la cría selectiva y el cruzamiento, para criar plantas y animales con rasgos más deseables. Un ejemplo de esto es el desarrollo de las variedades de trigo enanas y resistentes durante la revolución verde, pero el desarrollo científico y tecnológico nos ha llevado a la creación de variedad de plantas y animales genéticamente manipulados. Esta posibilidad se inició en la década del setenta y, en 1992, el departamento de agricultura de los Estados Unidos aprobó el cultivo de tomates genéticamente manipulados, que fueron diseñados con un gen que retrasa la maduración para prolongar la vida útil de tomate.

Al extraer el material genético de un organismo e insertarlo en el código genético permanente de otro, la industria biotecnológica ha creado una asombrosa cantidad de organismos que no son producidos por la naturaleza, y que tal vez nunca se hubieran creado. Estos incluyen papas con genes de bacterias, supercerdos con genes de crecimiento humano, peces con genes de crecimiento de ganado, tomates con genes de peces, maíz con genes de bacterias, y miles de otras plantas, animales e insectos modificados a un ritmo alarmante. Estas creaciones ahora están siendo patentadas y liberadas en nuestro medioambiente y en nuestro suministro de alimentos (Center for food safety, 2022).

Las semillas genéticamente modificadas se introdujeron comercialmente en los Estados Unidos para los principales cultivos de campo en 1996 y, a partir de entonces, las tasas de adopción aumentaron rápidamente en los años siguientes. En la actualidad, más del 90 % del maíz, el algodón americano y la soja de Estados Unidos se producen utilizando variedades transgénicas (Department of agriculture, 2022) y se ha estimado que más del 75% de los alimentos procesados en los estantes de los supermercados, desde refrescos hasta sopas, galletas saladas y condimentos, contienen ingredientes modificados genéticamente (Center for food safety, 2022).

Para resumir, podríamos decir que la primera revolución agrícola ocurrida en la era neolítica cambió el estilo de vida de los humanos en todos los sentidos y abrió las puertas al desarrollo social, cultural y científico, y a las grandes ciudades, inventos e innovaciones, además del arte y de la cultura. Este desarrollo también cambió nuestra forma de vivir y percibir el mundo, y nos apartó poco a poco de un estilo de vida basado en la caza, pesca y recolección a un estilo de vida sedentario, donde los productos de origen vegetal se han convertido en la base de la alimentación y los productos de origen animal son usados como complementos A consecuencia del rápido crecimiento urbano y poblacional, hemos podido crear nuevas tecnologías e innovaciones que han permitido incrementar la producción de los alimentos para satisfacer las necesidades de una población global en constante crecimiento. Esto ha conducido a una intensificación de la producción agrícola y al desarrollo de especies de alto rendimiento, que conllevan a la degradación constante de los suelos. El desarrollo tecnológico nos ha permitido alterar los *genes* de las plantas y de los animales, creando diferentes especies con las características apropiadas, o a medida no solo de los consumidores, sino de una industria alimentaria en constante desarrollo. Podemos decir, sin lugar a equivocarnos, que los vegetales y frutas que hoy consumimos son muy diferentes a los de nuestros antepasados, ya que contienen, por lo general, menor cantidad de nutrientes y, en algunos casos, son nuevas especies que nunca hubieran podido desarrollarse de manera natural.

Algo sobre el procesamiento y conservación de los alimentos

Desde que el hombre ha podido controlar el fuego, lo ha usado también para procesar sus alimentos (primero, para hacer que la carne sea más fácil de masticar, lo que facilitó también la digestión). Cuando el fuego se convirtió en una herramienta de uso común, solo sería cuestión de tiempo antes de que se usaran diferentes utensilios para cocinar la carne usando, por ejemplo, hojas mojadas para envolverla y colocarla sobre brasas calientes; conchas o piedras con formas apropiadas para cocinar la carne. También se comenzaron a calentar líquidos en recipientes hechos de calaveras, etc. La necesidad de guardar los alimentos para consumo posterior contribuyó al desarrollo de métodos de conservación, como la fermentación, el secado, el ahumado, el encurtido, la salazón, y el enfriamiento en refrigeradores naturales, como arroyos y pozos subterráneos. Sin embargo, no fue hasta la era neolítica cuando la cerámica comenzó a utilizarse; a medida que se desarrollaba la domesticación de plantas y de animales, también cambiaba la forma de alimentarse. El desarrollo de las comunidades agrícolas trajo consigo la posibilidad de intercambio, y con ello también la necesidad de obtener excedentes para asegurar el consumo posterior o para intercambiarlos. De esa manera, cada cultura creó sus métodos locales de conservación de alimentos, lo cual pudo asegurar su supervivencia y desarrollo. Desde la época de los antiguos egipcios, asiáticos, incas, mayas y griegos, ha habido avances en la tecnología de la conservación de los alimentos, y muchos de estos métodos se siguen utilizando hasta nuestros días.

Las primeras técnicas de la salazón y del ahumado las aportaron los egipcios. Los griegos descubrieron que, recubriendo las frutas y algunas verduras con cera virgen, se conservaban mejor y más frescas, y que, añadiendo miel a frutas frescas, cociéndolas y depositándolas en bolsas de cuero impermeabilizadas con resina (odres), se conservaban durante semanas. Los romanos conservaban vino durante décadas en ánforas herméticamente cerradas. Los pueblos afincados a orillas del mediterráneo secaban los pescados y verduras al sol y fabricaban conservas con las vísceras de pescado fermentados y especias que se conservaba en ánforas selladas y las usaban como condimento. Los incas conservaban las frutas, las verduras, las raíces y la carne de diferentes animales y peces, secándolas al sol. Para el secado de la carne, usaban también sal. Los mayas utilizaban las resinas de las hojas grandes, como es el caso de la planta de papaya, para envolver la carne de los animales que cazaban, y así evitar que se echaran a perder. Otras de las maneras de conservar la carne y que se sigue practicando es el salado de la carne; también guardaban o almacenaban sus alimentos en cunas de madera o en sitios subterráneos después de la cosecha y usaban técnicas de secado para guardar, por ejemplo, el maíz, con técnicas que son utilizadas hasta nuestros días. En los siglos XVI y XVII, se registran recetas de carnes conservadas en manteca de cerdo, verduras en salmuera y salazones, técnicas que aún hoy se siguen utilizando.

El concurso convocado por Napoleón Bonaparte para disponer de métodos de conservación de alimentos que permitieran a sus soldados transportar sus alimentos durante meses llevó a la creación de un nuevo método de conservación. Nicolás Appert descubre de forma empírica que, hirviendo los alimentos en el interior de un recipiente de vidrio grueso cerrado con tapones de corcho y asegurados con alambre y lacre[7] por más de doce horas, los alimentos dentro del recipiente se mantienen sin alterar por largos periodos de tiempo, conservando todas sus características de olor y sabor. Las muestras conservadas de Appert fueron enviadas a la Marina francesa que batallaba en el Mediterráneo y los marinos, que hasta ese entonces solo se alimentaban de alimentos ahumados, salados y/o fermentados, pudieron disfrutar de frutas, verduras y carnes en alta mar. Por esta razón, en 1810, Nicolás Appert recibió el premio de 12.000 francos por parte del Conde Contelivert,

---

7   El lacre es una pasta sólida, semejante a la cera y preparada en barritas, normalmente de color rojo, que se derrite con facilidad y vuelve a solidificarse rápidamente. Se utiliza para cerrar una carta, documento o paquete, y sellarlo, con lo cual se garantiza así su autenticidad.

ministro del gobierno napoleónico (Cocina, 2014). Este método de conservación se conoce como *método Appert* en honor a su descubridor. El método fue subsecuentemente desarrollado reemplazando los envases de vidrio con envases de hojalata, que son láminas de hierro bañadas en estaño.

La Revolución industrial trajo a los agricultores o campesinos a las ciudades para trabajar en las fábricas; ellos necesitaban alimentos fáciles de consumir, ya que no tenían la misma cantidad de tiempo para producirlos y prepararlos como cuando eran agricultores. Las técnicas de conservación como el secado, curtido, salazón y el enlatado de alimentos fueron una solución que hizo posible que las ciudades tuvieran acceso a los alimentos durante todo el año. La demanda creciente de alimentos producto del crecimiento demográfico de las ciudades también incentivó la utilización de aditivos en la producción de alimentos. Estos aditivos eran, en algunos casos, compuestos tóxicos. Era común que la coloración que se usaba para hacer, por ejemplo, los dulces más atractivos se realizara con productos químicos venenosos. Friedrich Accum, en 1820, documentó caramelos coloreados con rojo bermellón (sulfuro de mercurio), plomo rojo, plomo blanco, cromato de plomo amarillo, cardenillo (mezcla química de sales de cobre de acetato, carbonato, cloruro, formiato, hidróxido y sulfato), vitriolo azul (sulfato de cobre, también conocido como *piedra azul*) y verde de Scheele (arsenito de cobre). El uso desmedido de los colorantes por parte de la naciente industria alimentaria trajo muchos problemas, ya que los colorantes artificiales no solo se usaban para *colorear* los dulces, sino también para disfrazar la mala calidad de los productos alimentarios y la creación de alimentos de imitación, que se vendían como si fueran reales. Esto, en última instancia, engañaba al consumidor y había una preocupación real, ya que los colorantes de los que se sabía que eran venenosos se usaban en los alimentos. De más está decir que la adulteración de los alimentos causaba estragos en la salud de la población. El rápido crecimiento de la demanda de alimentos creó en los empresarios una oportunidad grande de incrementar sus negocios abaratando los costos de producción, usando aditivos venenosos. Por ejemplo, para incrementar el peso del pan, adicionaban yeso o huesos de animales o alumbre a la harina; el queso se coloreaba con albayalde (carbonato de plomo); los encurtidos, con sulfato de cobre; y los dulces, con sales minerales. El té, a veces, eran hojas de espinas teñidas con óxido de cobre. Los productores, importadores, comerciantes y vendedores comenzaron a agregar más y más ingredientes para aumentar el volumen o para *mejorar* la apariencia y/o reducir costos. ¿Cuál era el problema? Pues que ninguno de ellos sabía lo que habían agregado los demás, así que se produjo una cadena con efecto acumulativo. Al final, cuando se compraron los productos, nadie sabía realmente qué contenían (Martínez de Cestafe Elorza, 2021).

A principios del siglo xx, los aditivos colorantes industriales no controlados se habían extendido por los Estados Unidos y por Europa en todo tipo de alimentos populares, incluidos el ketchup, la mostaza, las jaleas y el vino. Las voces que reclamaban regulaciones para proteger al consumidor se incrementaron y poco a poco se fueron desarrollando regulaciones en Europa y luego en Estados Unidos.

La Primera Guerra Mundial y la Segunda Guerra Mundial incrementó aún más el uso de las conservas en lata y también la utilización de diferentes aditivos. Durante la Segunda Guerra Mundial, se racionaron los huevos y la leche, y se ofrecieron sus alternativas en polvo debido a su vida útil mucho más larga, y la carne de res y de cerdo salada se presentó como carne enlatada. La introducción de nuevas técnicas como la congelación permitieron el desarrollo de nuevas formas de consumo y conservación y, en la década del cuarenta, el refrigerador doméstico había sido adoptado por consumidores que disfrutaban de su practicidad y facilidad de uso. Las posibilidades de preservación se incrementaron (Lush, 2022).

A medida que la industria alimentaria se desarrollaba, los químicos creaban diferentes aditivos artificiales para mejorar el sabor, textura, color y, por supuesto, conservación de los alimentos. Fue así como, a partir de entonces, se desarrolló una nueva industria que fabricaba sustancias sintéticas que, añadidas a los métodos tradicionales, podían conservar los alimentos durante décadas, además de adicionar o fortalecer propiedades especiales de los alimentos. La mayoría de estos aditivos alimentarios que se añaden a los alimentos durante su preparación, elaboración, tratamiento o envasado para modificar sus características químicas, biológicas, sensoriales o físicas no tienen ningún valor nutricional, pero desempeñan un papel muy importante, como colorantes, conservantes, antioxidantes, correctores de acidez, espesantes, estabilizantes, emulsionantes, antiaglomerantes y potenciadores del sabor (Shafaq Asif, 2020).

Un ejemplo son los parabenos, un conservante sintético que ayuda a evitar la proliferación de bacterias, hongos y levaduras. Se sintetizaron en 1924 y se introdujeron en el mercado en la década del treinta. Ganaron aceptación no solo en el procesamiento de alimentos, sino también en las industrias farmacéutica y cosmética. Lo que determinó la popularidad de los parabenos como conservantes fueron sus poderosas propiedades bactericidas y fungicidas, junto con su resistencia a las altas temperaturas utilizadas en el procesamiento de alimentos y su capacidad para combinarse con otros conservantes para lograr el efecto tecnológico deseado en dosis más pequeñas de las sustancias específicas que cuando se usa solo una de estas (Mackowiak-Dryka, 2015). La utilización de los parabenos como conservantes sintéticos inició una revolución en la industria alimentaria con la introducción de aditivos sintéticos y poderosos en la lucha contra los microorganismos, pero que no solo podían incrementar la vida útil del producto, sino también cambiar sus propiedades inherentes, como color, sabor, textura, etc. La demanda de aditivos alimentarios en las industrias de procesamiento de alimentos ha aumentado considerablemente debido a las preferencias de los consumidores y a la ventaja comercial que brindan a los alimentos fabricados debido a su mayor vida útil, composición estandarizada y conveniencia en el procesamiento (Shafaq Asif, 2020). En la actualidad existen más de 5000 sustancias, que conservan o alteran las características organolépticas de los alimentos.

Según la Organización Mundial de la Salud (OMS), los aditivos o sustancias añadidos son necesarios para preservar la inocuidad de los alimentos elaborados y mantenerlos en buenas condiciones durante su transporte y su almacenamiento. Estas sustancias se pueden obtener de plantas, animales, minerales, o producirse sintéticamente, y se añaden de forma intencional con un propósito tecnológico para dotar al alimento con características específicas. Actualmente, se utilizan cientos de miles de aditivos con funciones específicas, que permiten que los alimentos sean más seguros o tengan una mejor apariencia (OMS, 2018). Es importante considerar que el azúcar, un disacárido compuesto por una molécula de glucosa y una de fructosa, también debe ser tomado en cuenta al hablar de edulcorantes.

Breve historia del azúcar

El azúcar de mesa o sacarosa es un disacárido compuesto por fructosa y glucosa en proporciones iguales. La caña de azúcar se domesticó en Nueva Guinea en el 6000 a.C., y se extendió por Polinesia y por Micronesia hacia el 3000 a.C. La India fue el lugar donde se desarrolló el proceso de refinado del jugo de la caña en cristales granulados. El emperador Darío de Persia invadió la India en el 510 a.C. y encontró "la caña que da miel sin abejas". En el siglo VII, los pueblos árabes invadieron Persia y descubrieron cómo se producía el azúcar. Luego, los europeos descubrieron el azúcar durante las Cruzadas en el siglo XI. Durante los siglos posteriores, se produjo una importante expansión del comercio de Europa occidental con el este, incluyendo la importación de azúcar, que en esos momentos era considerada un producto de lujo. En el siglo XV, Colón navegó a las Américas, y en 1493 transportó plantas de caña de azúcar para cultivar en el Caribe, lo que inició una expansión sin precedentes. Los europeos importaban esclavos de África para trabajar en las plantaciones de azúcar, café, tabaco, algodón, etc., para después transportarlos a Europa para vender. Con esos recursos iban a África a conseguir más esclavos: los cambiaban por bienes llevados desde Europa.

En 1747, el químico alemán Andreas Sigismund Marggraf descubrió la existencia de azúcar en ciertas variedades de remolacha, pero este descubrimiento no se consideró importante hasta 1799, cuando Franz Karl Achard obtuvo algunos kilogramos de azúcar a partir de remolacha en una pequeña refinería de remolacha azucarera abierta en Silesia (Prusia). El rey prusiano Federico Guillermo III, ante el veto británico a exportar azúcar de caña al continente, decidió apoyar y financiar una serie de refinerías por el país, algo que fue copiado también por Napoleón, quien mandó plantar miles de hectáreas de remolacha y construir un gran número de refinerías. Un siglo y medio después, los científicos estadounidenses descubrieron una forma de usar enzimas para convertir la glucosa del almidón de maíz en fructosa; en 1967, el científico japonés Yoshiyuki Takasaki creó un proceso industrial rentable para producir fructosa a partir de maíz, lo que permitió la producción en masa de jarabes de maíz con alto contenido. Desde entonces, la fructosa se ha convertido en uno de los principales edulcorantes utilizados en los alimentos procesados y ultraprocesados.

Alimentos ultraprocesados

El desarrollo de aditivos dio lugar a la creación de los alimentos ultraprocesados, que son generalmente producidos mediante distintas técnicas industriales y diferentes aditivos. Estos aditivos incluyen colorantes, conservantes, aromatizantes, antioxidantes, edulcorantes, espesantes, emulsionantes, saborizantes y derivados de almidón, que son sustancias extraídas de alimentos como aceites, grasas, azúcares, almidones y proteínas, o sintetizados en laboratorios y fábricas con pocos ingredientes, si es que los hay, que provienen directamente de alimentos vegetales o de animales naturales (Rapaport, 2022).

Para tener una idea clara de los alimentos ultraprocesados, tomemos en cuenta la clasificación NOVO: un sistema de categorización de alimentos desarrollado por el investigador Carlos Monteiro y su equipo en la Universidad de São Paulo, Brasil. Fue introducido por primera vez en 2009 y se ha utilizado ampliamente en la investigación y en la práctica clínica para evaluar la relación entre la alimentación y la salud.

Definición de los alimentos de acuerdo con su grado de procesamiento

Hay diferentes formas de clasificar los alimentos de acuerdo con el grado de procesamiento. Uno de los más usado es la clasificación NOVA. La clasificación NOVA fue creada en el 2009 por un grupo de investigación brasileño bajo la dirección de Carlos Augusto Monteiro, que investigaba las tendencias nacionales sobre la adquisición de alimentos en el hogar y las implicaciones para la salud durante 25 años. Concluyó que la alimentación que contiene altas proporciones de alimentos ultraprocesados es intrínsecamente desequilibrada desde el punto de vista nutricional, perjudicial para la salud, o ambas cosas. Esto condujo al desarrollo del sistema de clasificación de alimentos NOVA, que desde entonces ha evolucionado (Machado, Zinöcker, Baker, & Lawrence, 2020).

La clasificación NOVA divide los alimentos por su grado de procesamiento en 4 categorías.

Alimentos sin procesar o mínimamente procesados: Son alimentos sin procesar que se modifican de manera que no agregan ni introducen ninguna sustancia nueva (como grasas, azúcares o sal), pero que pueden implicar la eliminación de ciertas partes del alimento. Estos alimentos sin procesar son partes de plantas o animales que no han experimentado ningún procesamiento industrial e incluyen frutas frescas, secas o congeladas; verduras, granos y leguminosas; nueces; carnes, pescados y mariscos; huevos y leche. Las técnicas de procesamiento mínimo prolongan la duración de los alimentos, ayudan en su uso y preparación, y les dan un sabor más agradable. Los alimentos sin procesar o mínimamente procesados son la base de una alimentación saludable (Organización Panamericana de la Salud, OPS, 2015).

Ingredientes culinarios procesados: Son sustancias extraídas y purificadas por la industria a partir de componentes alimentarios u obtenidas de la naturaleza como las grasas, aceites, sal, azúcares y diferentes especias. Estas sustancias, por lo general, no se consumen solas. Su papel principal en la alimentación se da en la preparación de los alimentos, y hacen que los platos y las comidas, que típicamente se comparten con otras personas, sean sabrosos, variados, nutritivos y agradables

(Organización Panamericana de la Salud, OPS, 2015).

Alimentos procesados: Se elaboran al agregar sal o azúcar (u otro ingrediente como aceite, vinagre y especias) a los alimentos para hacerlos más duraderos o para modificar su palatabilidad. Derivan directamente de los alimentos y son reconocibles como versiones de los alimentos originales. En general, se producen para consumirse como parte de comidas o de platos. Los procesos incluyen el enlatado y el embotellado, la fermentación y otros métodos de conservación como el salado, la conserva en salmuera o escabeche y el curado. Los alimentos sin procesar o mínimamente procesados que se preparan con ingredientes culinarios procesados, combinados a veces con alimentos procesados, dan como resultado platos caseros. Es importante hacer énfasis en que nosotros hemos consumido alimentos *procesados* prácticamente a partir de la utilización del fuego en la Edad de Piedra y este procesamiento ha ido desarrollándose a través de nuestra historia (Organización Panamericana de la Salud, OPS, 2015).

Productos ultraprocesados: Están formulados en su mayor parte o totalmente a partir de sustancias derivadas de alimentos o de otras fuentes orgánicas. En sus formas actuales, son inventos de la ciencia y de la tecnología de la industria alimentaria moderna. La mayoría de estos productos contienen pocos alimentos enteros o ninguno. Vienen listos para consumirse o para calentar y, por lo tanto, requieren poca o ninguna preparación culinaria. Algunas sustancias empleadas para elaborar los productos ultraprocesados, como grasas, aceites, almidones y azúcar, derivan directamente de alimentos. Otras se obtienen mediante el procesamiento adicional de ciertos componentes alimentarios, como la hidrogenación de los aceites (que genera grasas trans tóxicas), la hidrólisis de las proteínas y la *purificación* de los almidones. Numéricamente, la gran mayoría de los ingredientes en la mayor parte de los productos ultraprocesados son aditivos (aglutinantes, cohesionantes, colorantes, edulcorantes, emulsificantes, espesantes, espumantes, estabilizadores, *mejoradores* sensoriales como aromatizantes y saborizantes, conservadores, saborizantes y solventes). A los productos ultraprocesados a menudo se les da mayor volumen con aire o con agua. Se les puede también agregar micronutrientes sintéticos para *fortificarlos*.

Algunos ejemplos de productos ultraprocesados son las papas fritas en paquete y muchos otros tipos de productos grasos, snacks empaquetados, salados o dulces; helados, chocolates y caramelos; panes, bollos, galletas (galletitas), pasteles y tortas empaquetados; cereales endulzados para el desayuno; barras *energizantes*; mermeladas y jaleas; margarinas; bebidas gaseosas y bebidas *energizantes*; bebidas azucaradas a base de leche, incluido el yogur para beber de fruta; bebidas y néctares de fruta; bebidas de chocolate; leche *maternizada* para lactantes, preparaciones lácteas complementarias y otros productos para bebés; y productos *saludables* o *para adelgazar*, como sustitutos en polvo o *fortificados* de platos o de comidas. Hoy en día es muy común consumir productos ultraprocesados listos para calentar o listos para comer, tanto en casa como en los locales de comida rápida. Estos alimentos, también conocidos como *comida rápida*, incluyen platos reconstituidos y preparados de carne, pescados y mariscos, vegetales o queso; pizzas; hamburguesas y perros calientes; papas fritas; nuggets (patitas o trozos) o palitos (barras) de ave o pescado; y sopas, pastas y postres, en polvo o envasados. A menudo parecen ser más o menos lo mismo que las comidas o platos preparados en casa, pero las listas de los ingredientes que contienen demuestran que no lo son (Organización Panamericana de la Salud, OPS, 2015).

Desde la década del setenta, el consumo de alimentos ultraprocesados ha ido en constante incremento, primero en los países desarrollados y, poco a poco, el consumo se ha ido incrementando en todos los países. Al mismo tiempo, y de manera sospechosa, el mundo entero ha venido experimentando el desarrollo de la obesidad y enfermedades no transmisibles, que alcanzan proporciones epidémicas a nivel global. En países como Brasil, México, Argentina, España y Estados Unidos, los alimentos ultraprocesados representan más del 50% de la ingesta diaria de calorías. Este aumento se ha visto impulsado por la globalización y por la urbanización, así como por la disponibilidad y accesibilidad de estos productos.

Las enfermedades crónicas no transmisibles son la principal causa de muerte y discapacidad en el mundo. El término *enfermedades no transmisibles* se refiere a un grupo de enfermedades que no son causadas principalmente por una infección aguda; dan como resultado consecuencias negativas para la salud a largo plazo y, con frecuencia, crean una necesidad de tratamiento y cuidados a largo plazo. Estas condiciones incluyen obesidad, cáncer, enfermedades cardiovasculares, hipertensión, enfermedades pulmonares crónicas y deficiencia renal (OPS, 2023).

Según la Organización Mundial de la Salud (OMS), la obesidad afectó a más de 1,9 mil millones de adultos, y más de 650 millones de ellos eran obesos en 2016, mientras que la diabetes afecta a aproximadamente a 422 millones de personas en todo el mundo. Se estima que el número de adultos de entre 30 y 79 años con hipertensión ha aumentado de 650 millones a 1280 millones en los últimos treinta años (OMS, 2021). Ya nos podemos imaginar el oscuro panorama y los costos sociales y económicos que esta *pandemia* está causando en todo el mundo, aunque no la queremos ver en toda su magnitud. Pero existe ahora una cantidad de evidencia científica que vincula el alto consumo de alimentos ultraprocesados con las enfermedades metabólicas. Aquí van unos ejemplos.

- La revisión presentada en la revista *Nutrients* evaluó diferentes estudios que investigaron la asociación entre los niveles de consumo de alimentos ultraprocesados y la salud. De los 43 estudios revisados, 37 encontraron que la exposición a alimentos ultraprocesados en la alimentación se asoció con al menos un resultado adverso para la salud. Entre los adultos, estos incluían sobrepeso, obesidad, riesgos cardiometabólicos, cáncer, diabetes tipo 2, síndrome del intestino irritable, depresión y condiciones de fragilidad y mortalidad por todas las causas. Entre los niños y adolescentes, estos incluyeron riesgos cardiometabólicos, asma y, por supuesto, obesidad. Ningún estudio mostró una asociación beneficiosa entre el consumo de alimentos ultraprocesados y la salud (Machado, Zinöcker, Baker, & Lawrence, 2020).
- El estudio presentado en la revista *JAMA Neurology* investigó si el consumo de alimentos ultraprocesados

está asociado al deterioro cognitivo. Los resultados indicaron que un mayor consumo cotidiano de estos alimentos se asoció a un deterioro cognitivo. De hecho, los hombres y mujeres que comían la mayor cantidad de alimentos ultraprocesados presentaban una tasa de deterioro cognitivo global un 28% más rápida y una tasa de deterioro de la función ejecutiva un 25% más rápida en comparación con las personas que comían la menor cantidad de alimentos ultraprocesados (Gomes Gonçalves, 2022).

La evidencia científica sobre los efectos nocivos de una alimentación con alto contenido de alimentos ultraprocesados es vasta y en creciente desarrollo y, pese a esto, se sigue incrementando su consumo a nivel global.

A manera de resumen, se puede decir que el procesamiento de alimentos es una práctica creada desde el descubrimiento del fuego y que ha sido utilizada para mejorar el sabor y digestibilidad de los alimentos. Los métodos de conservación también son milenarios y se han desarrollado a través de los siglos. Sin embargo, con el auge de la industrialización, se han creado aditivos sintéticos que tienen poco que ver con los aditivos naturales y han dado lugar al desarrollo de alimentos ultraprocesados, producidos en masa por la industria alimentaria para aumentar las ganancias, sin tener en cuenta la salud de los consumidores. A pesar de la vasta evidencia científica que indica los efectos nocivos para la salud, su consumo sigue en aumento. La búsqueda de ganancias rápidas y voluminosas en la industria alimentaria está afectando la salud de la población mundial de manera negativa, con efectos a nivel personal y social.

PARTE III
EL ESTILO DE VIDA DEL GUERRERO

ESTILO DE VIDA O DIETA

La palabra *dieta* proviene del latín *diæta*, y este del griego δίαιτα , que significa "régimen de vida o modo de vivir". Para los griegos la dieta significaba el estilo de vida que comprendía la alimentación, la actividad física o ejercicio, pero dividían la alimentación entre los alimentos y las bebidas y de esa forma concebían la dieta como la comida (ingesta alimentaria), las bebidas y los ejercicios, pero incluían también elementos secundarios como bañarse y las prácticas sexuales (Jouanna, 2012). El concepto moderno de la palabra *dieta* ha sido circunscrito a la alimentación. Según la Real Academia Española, la palabra *dieta* significa:

> *f. Régimen que se manda observar a los enfermos en el comer y beber, y, por ext., esta comida y bebida.*
>
> *f. Conjunto de sustancias que regularmente se ingieren como alimento.*
>
> *f. coloq. Privación completa de comer.*
> (Real Academia Española, 2021)

La mayoría de las personas entiende la palabra *dieta* como un régimen alimentario temporal para conseguir algún objetivo a corto plazo, ya sea recuperarse de alguna enfermedad o perder peso, y se considera como una restricción alimentaria temporal.

Yo prefiero usar el término *estilo de vida* y, de esa manera, seguir la tradición de los antiguos griegos, que indica que la dieta tiene que ver con la manera de vivir. En este concepto también incluyo el ayuno porque, durante este, nosotros consumimos la energía almacenada en nuestro cuerpo y, de esa manera, podemos entender el ayuno como una forma de alimentación y las grasas almacenadas en el cuerpo como un almacén que tiene una función específica: ser utilizada en momentos en que la comida escasea o cuando no comemos. Claro está que el ayuno es parte de un enfoque integral que incluye también la actividad física de manera regular y cotidiana. Este enfoque integral que incluye la alimentación saludable, el ejercicio físico y los ayunos son los ejes principales de un estilo de vida que pueden influir positivamente en nuestra salud de manera saludable a largo plazo.

Estilo de vida del guerrero

En la parte II de este libro, hemos podido ver cómo la especie humana ha ido desarrollando y transformando paulatinamente su manera de vivir o estilo de vida. Durante la primera revolución agrícola, que tuvo lugar hace aproximadamente 10.000 años, se inició el proceso de vida sedentaria y el desarrollo de pequeñas comunidades agrícolas con la capacidad de domesticar animales y plantas. La pesca, la caza y la recolección ya no eran la única y principal fuente de alimentos, lo que permitió a nuestros ancestros de la era neolítica crear excedentes de producción para su consumo o intercambio. A partir de entonces, comenzaron a surgir grandes sociedades y culturas, así como la ciencia y el arte. La disponibilidad de alimentos en exceso permitió el desarrollo de un comercio cada vez más complejo, que a su vez impulsó el crecimiento económico y social, y sentó las bases para el desarrollo de las ciudades y de la civilización, tal como la conocemos hoy en día.

El cambio de una vida *nómada*, basada en la caza, pesca y recolección a una vida sedentaria basada en la agricultura trajo consigo cambios tanto positivos como negativos en la salud de nuestros antepasados. Uno de los cambios más significativos fue la transición de una dieta baja en carbohidratos y alta en grasas y proteínas, a una dieta con alto contenido de carbohidratos y una reducción en la ingesta de grasas y proteínas de origen animal. Este cambio se realizó gradualmente a través de cientos de años y se ha relacionado con un aumento en la incidencia de caries dentales, anemia por deficiencia de hierro y otras deficiencias nutricionales en nuestros ancestros. Además, el aumento de la población humana trajo consigo problemas de higiene en los nuevos asentamientos agrícolas, lo que llevó a un aumento de las enfermedades infecciosas debido a la proximidad de humanos y animales. Enfermedades como la viruela, la tuberculosis y la gripe comenzaron a propagarse más fácilmente (Kiple, 2000).

El crecimiento de la población y el desarrollo urbano, junto con los avances tecnológicos, han tenido un impacto significativo en el estilo de vida de la mayoría de los habitantes del planeta. Este cambio ha traído consigo problemas de salud a nivel global. La revolución verde de los años sesenta fue capaz de frenar el evidente problema de escasez de alimentos en los países menos desarrollados y el riesgo inminente de una catástrofe alimentaria. En solo quince años, la revolución verde logró aumentar significativamente la producción agrícola para detener la posible hambruna que se avecinaba. Sin embargo, este desarrollo no solo tuvo efectos positivos, sino que también causó otros problemas derivados del uso generalizado de productos químicos sintéticos como fertilizantes y pesticidas, lo que llevó a una mayor exposición humana a estas sustancias tóxicas y a sus efectos nocivos para la salud humana. Además, los cultivos intensivos y monoculturales han contribuido a la depredación de los suelos, lo que no solo causa la desertificación, sino también la disminución de nutrientes en los productos agrícolas y de la biodiversidad.

El desarrollo tecnológico ha llevado a la creación de cultivos genéticamente modificados (GMO) mediante técnicas de ingeniería genética para mejorar sus características, como mayor rendimiento, resistencia a plagas y enfermedades y tolerancia al estrés ambiental. Sin embargo, existe preocupación acerca del posible impacto negativo del consumo de GMO en la salud humana, tales como reacciones alérgicas y resistencia a los antibióticos. Además, la polinización cruzada y la mezcla de semillas pueden provocar la contaminación de cultivos no modificados genéticamente. En resumen, al cambiar la estructura genética de plantas y animales, se desconoce el impacto a largo o mediano plazo.

El desarrollo tecnológico ha llevado a la creación de aditivos sintéticos y de alimentos ultraprocesados, que han ido ganando terreno en la canasta familiar a nivel mundial desde la década del setenta. Sin embargo, su consumo se ha relacionado con una variedad de efectos negativos en la salud, incluyendo obesidad, diabetes tipo 2, enfermedades cardiovasculares y algunos tipos de cáncer. Esto se debe en parte al alto contenido de azúcares añadidos, incluyendo el jarabe de maíz con alto contenido de fructosa, así como las altas cantidades de aceites vegetales, inclusive los aceites hidrogenados, y el déficit de nutrientes en estos alimentos. Además, pueden afectar negativamente los hábitos alimentarios y la forma en que se metabolizan en el cuerpo. Diferentes estudios observacionales realizados en varios países han demostrado que las personas que consumen mayores cantidades de alimentos ultraprocesados tienen un mayor riesgo de sobrepeso u obesidad y un mayor riesgo de enfermedades crónicas, en comparación con aquellas que consumen menos alimentos ultraprocesados.

Durante la evolución de la especie humana, hemos experimentado continuos cambios en nuestro estilo de vida y alimentación, algunos de los cuales han generado ventajas y desventajas a lo largo del tiempo. La búsqueda de métodos para aumentar la producción alimentaria y satisfacer el creciente aumento poblacional ha llevado al desarrollo de productos genéticamente manipulados y alimentos ultraprocesados. A pesar de nuestra capacidad como especie para adaptarnos y avanzar tecnológica, económica y culturalmente, nuestro metabolismo y nuestros procesos metabólicos son los mismos que los de nuestros ancestros de la Edad de Piedra. Aunque hemos sido capaces de cambiar nuestro entorno de manera genética, nuestros procesos metabólicos son los mismos que los de nuestros antepasados.

El estilo de vida del guerrero trata de imitar la forma de vida bajo la cual la especie humana se ha desarrollado durante millones de años, pero adaptándose a las condiciones particulares de la sociedad moderna. Nuestros ancestros vivían de la caza, pesca y recolección, actividades que requerían una gran actividad física. Además, eran nómadas y tenían que estar en movimiento durante largos periodos de tiempo.

En muchas ocasiones, no comían, pero debían estar alerta y fuertes para llevar a cabo sus actividades cotidianas. En esos momentos, utilizaban los depósitos de energía en forma de glucógeno y de grasas.

El estilo de vida del guerrero consiste en una alimentación baja en carbohidratos y alta en grasas, además de la práctica regular y cotidiana de ejercicio, y el ayuno como parte complementaria y fundamental. De esta manera, podemos acercarnos a un estilo de vida similar al de nuestros ancestros, adaptado a la sociedad moderna. Al adoptar este estilo de vida acorde a nuestro metabolismo, podemos tener una vida de calidad de forma natural y normal.

Alimentación baja en carbohidratos y alta en grasas

La alimentación es un tema de discusión y de controversia casi interminable e inagotable desde tiempos remotos y a lo largo de la historia. Diferentes culturas y civilizaciones han tenido diferentes opiniones sobre qué alimentos son saludables y cuáles deben ser evitados. En la actualidad, la alimentación sigue siendo un tema controversial y ha generado muchos dogmas alimentarios contradictorios. Por un lado, hay una creciente preocupación por la salud y por la nutrición y, por otro lado, la industria alimentaria y la publicidad juegan un papel importante en la formación de las opiniones y creencias de la gente sobre la alimentación. Se podría decir que hemos llegado a una situación donde los intereses económicos priman en detrimento de la salud, ya que la alimentación es un negocio multimillonario. Estamos expuestos a diferentes *creencias*, donde se trata de adoctrinarnos a aceptar un tipo de alimentación específico con diferentes tipos de argumentos *científicos* o *pseudocientíficos* que, en su mayoría, son producidos con financiamiento de la industria alimentaria.

Un ejemplo de esto es el reporte de 7 Países *(The Seven Country Report)* presentado en 1978 por el Dr. Ancel Keys. El objetivo del estudio iniciado en 1956 era examinar la relación entre el estilo de vida, la alimentación y las enfermedades coronarias y ataques cardíacos *(stroke)*. El estudio pudo determinar una relación positiva entre el consumo de grasas saturadas y las enfermedades cardiovasculares en 6 países (Grecia, España, Italia, Sudáfrica, Japón y Finlandia). Esto llevó, de una manera determinante, a crear la idea de que el consumo de grasas saturadas ocasionaba enfermedades cardiovasculares y muerte prematura. Este estudio de los 7 países sirvió de base para que, en 1980, el gobierno de los Estados Unidos emitiera sus recomendaciones alimentarias, en las cuales era importante bajar el consumo de grasas saturadas y reemplazarlas por carbohidratos y grasas de origen vegetal. A partir de entonces, surgieron todas las variantes de alimentos *light*, bajos en grasas saturadas. Las guías alimentarias influenciaron a su vez en las recomendaciones alimentarias en todos los países del mundo y, de esa manera, se creó el paradigma vigente sobre la alimentación, con un bajo consumo de grasas saturadas y con un alto consumo de carbohidratos.

El Dr. Robert Lustig, un médico e investigador, ha criticado el Estudio de los Siete Países y su impacto en las recomendaciones dietéticas. Una de sus críticas es que el estudio, en realidad, no incluye siete países, como sugiere el nombre, sino múltiples poblaciones de diferentes regiones dentro de algunos países. Por ejemplo, el estudio incluyó poblaciones de Estados Unidos, Japón e Italia, pero no de todo el país y argumenta que esto dificulta la generalización de los hallazgos del estudio a otras poblaciones y que puede haber limitado la validez de los resultados. También ha criticado la metodología del estudio, incluida la medición de la ingesta dietética, la elección de países y poblaciones, y la interpretación de los resultados.

La periodista científica Nina Teicholz, en su libro *La grasa no es como la pintan*, revela de manera sistemática cómo se construyó el mito sobre las grasas. Teicholz revisó miles de documentos científicos sobre el colesterol y su relación con las enfermedades cardiovasculares y la aterosclerosis. En su investigación, pudo ver cómo las grasas saturadas han sido demonizadas en favor de los alimentos ricos en carbohidratos, los ultraprocesados y los aceites transgénicos. Su investigación revela una triste realidad de análisis fraudulentos y mal realizados que, en muchos casos, ni siquiera han podido demostrar que las grasas saturadas causan las enfermedades cardíacas. También revela el cinismo de diferentes organizaciones que se nutren del financiamiento de las empresas alimentarias y farmacéuticas. Su libro fue nombrado el Libro de Ciencia del año 2014 y también fue nombrado el Mejor libro de 2014 por el *Wall Street Journal*, *Forbes*, *Mother Jones* y *Library Journal*. Por otra parte, el Dr. Uffe Ravnskov, médico e investigador danés, ha criticado la visión tradicional del colesterol y su relación con las enfermedades del corazón. Argumenta que la evidencia que relaciona los niveles de colesterol con la enfermedad cardiaca es débil e inconsistente y que otros factores, como la inflamación y el estrés oxidativo, son más importantes en el desarrollo de la enfermedad cardiaca. También argumenta que el uso de medicamentos para reducir el colesterol, como las estatinas, no está respaldado por pruebas sólidas y puede tener efectos secundarios graves.

El paradigma alimentario nacido a partir del estudio de los 7 países de Ancel Keys fue uno de los factores que contribuyeron a la demonización de las grasas saturadas y a la promoción de una dieta baja en grasas como medida para prevenir las enfermedades del corazón. Además, ayudó a establecer la hipótesis de los lípidos, que afirmaba que los niveles altos de colesterol en la sangre eran la causa principal de las enfermedades cardiovasculares y que reducir la ingesta de grasas saturadas y de colesterol podría prevenir las enfermedades del corazón. Hoy en día, podemos decir que esta hipótesis convertida en dogma no está probada científicamente, pero sigue vigente hasta el día de hoy, lo cual perjudica la salud pública a nivel mundial. La evidencia científica disponible sugiere más bien una clara asociación entre el consumo excesivo de carbohidratos, especialmente de fructosa, y un mayor riesgo de enfermedades metabólicas, incluyendo enfermedades cardiovasculares.

Esto se ha demostrado en una variedad de estudios epidemiológicos que han encontrado una asociación entre una alimentación rica en carbohidratos y un mayor riesgo de enfermedades metabólicas, incluyendo la diabetes, estudios de intervención en humanos que han demostrado que una alimentación baja en carbohidratos y rica en grasas puede mejorar los marcadores de salud relacionados con la diabetes, como los niveles de azúcar en sangre y la sensibilidad a la insulina, estudios en animales que han demostrado que una alimentación rica en fructosa puede llevar a una mayor resistencia a la insulina y a un mayor riesgo de enfermedades metabólicas en animales de laboratorio e investigaciones biológicas que demuestran que la fructosa puede aumentar la producción de grasa en el hígado y contribuir a la resistencia a la insulina, lo que puede llevar a un mayor riesgo de enfermedades metabólicas.

Como ejemplo podemos citar algunos de los siguientes:

1. **"Carbohydrate quality and human health: a series of systematic reviews and meta-analyses"**. Este metaanálisis, publicado en la *revista The Lancet* en 2018, analizó 135 estudios para investigar la relación entre la calidad de los carbohidratos y la salud humana. Los autores encontraron que una dieta alta en carbohidratos refinados se asoció con un mayor riesgo de diabetes tipo 2 y enfermedades del corazón. (Reynolds, 2019).

2. **"Dietary carbohydrates and cardiovascular disease: a review of the evidence"**. Este estudio de revisión, publicado en la revista de la Asociación Médica Americana en 2017, analizó la evidencia de estudios observacionales y ensayos clínicos que evaluaron la relación entre la ingesta de carbohidratos y las enfermedades cardiovasculares. Los autores encontraron que una mayor ingesta de carbohidratos refinados se asoció a un mayor riesgo de enfermedades del corazón. (McKeown, 2009).

3. **"Dietary carbohydrate intake and mortality: a prospective cohort study and meta-analysis"**. Este estudio, publicado en la revista *The Lancet* en 2018, analizó la relación entre la ingesta de carbohidratos y la mortalidad en una cohorte de más de 15.000 adultos. Los autores encontraron que una dieta alta en carbohidratos se asoció a un mayor riesgo de mortalidad por todas las causas, especialmente en personas con una dieta alta en carbohidratos refinados (Seidelmann, 2018).

4. **"Systematic review and meta-analysis of dietary carbohydrate restriction in patients with type 2 diabetes"**. El estudio publicado en la revista *BMJ Open*

Diabetes Research & Care en 2017, analizó 10 estudios clínicos aleatorios que evaluaron los efectos de la restricción de carbohidratos en pacientes con diabetes tipo 2. Los resultados del metaanálisis mostraron que la restricción de carbohidratos fue efectiva para mejorar el control glucémico en pacientes con diabetes tipo 2. En particular, la dieta baja en carbohidratos se asoció a una reducción significativa en la hemoglobina A1c (HbA1c), que es una medida de la glucemia a largo plazo. Además, la restricción de carbohidratos se asoció a una reducción en el uso de medicamentos para la diabetes y una reducción en la necesidad de insulina (Snorgaard, 2017).

5. **"The Burden of Carbohydrates in Health and Disease"**. Es un estudio publicado en la revista *Lancet* en abril de 2021, que examina el impacto del consumo de carbohidratos en la salud y en las enfermedades. El estudio analizó datos de más de 432.000 personas de 20 a 70 años de 20 países diferentes. Los participantes proporcionaron información sobre su consumo de carbohidratos, así como su edad, sexo, educación, tabaquismo y actividad física. También se recopilaron datos sobre la mortalidad y las enfermedades cardiovasculares, incluyendo ataques cardíacos y accidentes cerebrovasculares. Los resultados del estudio indican que el consumo excesivo de carbohidratos, especialmente de fructosa, está asociado a un mayor riesgo de enfermedades metabólicas, incluidas enfermedades cardiovasculares. En particular, el estudio encontró que aquellos que consumían más del 60% de sus calorías diarias de carbohidratos tenían un mayor riesgo de muerte y de enfermedades cardiovasculares,

en comparación con aquellos que consumían menos del 50% de sus calorías diarias de carbohidratos. Además, el estudio encontró que el consumo de carbohidratos refinados, como el azúcar y los granos refinados, estaba asociado a un mayor riesgo de enfermedades metabólicas (Seidelmann, 2021).

¿A qué nos referimos cuando hablamos de carbohidratos?

Como hemos mencionado en el capítulo sobre el metabolismo, los carbohidratos son moléculas de azúcar compuestas por carbono, hidrógeno y oxígeno, y se dividen, según su apariencia, en moléculas de azúcar simples, como la glucosa, la fructosa y la galactosa. Estos azúcares se encuentran en todos los alimentos de origen vegetal y sus derivados en forma simple (monosacáridos), unidos en pares (disacáridos) o en cadenas (polisacáridos). Por ejemplo, el azúcar de mesa o sacarosa es un disacárido producto de la combinación de una molécula de glucosa y una de fructosa, mientras que el almidón presente en granos, verduras, legumbres y sus derivados, como los fideos, está compuesto por cadenas de glucosa, por lo que se denominan *carbohidratos complejos*. Es muy común cometer el error de pensar que un producto es un carbohidrato solo porque contiene algún tipo de azúcar, ya sea en forma simple o en cadena. De hecho, también pueden contener agua, grasas en pequeñas cantidades, proteínas, vitaminas y minerales. Sin embargo, si entendemos los carbohidratos como lo que son (moléculas de azúcar simples o en cadenas), podemos comprender que TODOS los alimentos de origen vegetal y sus derivados contienen azúcar en menor o mayor proporción. Es importante tener en cuenta que estas moléculas de azúcar, independientemente de si están en pares o en cadenas, se descompondrán en su mínima expresión, en moléculas simples de glucosa, galactosa y fructosa. Son estas moléculas las importantes en el metabolismo.

En otras palabras, la presencia de azúcares no significa necesariamente que un alimento sea un carbohidrato, y todos los alimentos vegetales contienen algún tipo de azúcar en su composición. Es importante entender que estas moléculas de azúcar se descompondrán en moléculas simples durante el proceso de digestión. Por lo tanto, es necesario tener una visión más amplia de los alimentos y comprender cómo se descomponen y se utilizan sus componentes durante el metabolismo. Al hablar de carbohidratos, lo hacemos en términos muy generales, por lo que es importante enfatizar que hay diferentes tipos de moléculas que se metabolizan de diferentes maneras en el organismo.

La **glucosa** es una de las fuentes de energía más importantes para nuestro cuerpo, pero no es la única. Las grasas también pueden producir energía de manera eficiente, y el ATP es el compuesto químico que almacena y transporta la energía necesaria para una amplia variedad de procesos biológicos. Es importante entender que el proceso de transformación de la glucosa o las grasas en ATP es un proceso metabólico que se da a nivel celular. En el capítulo sobre el metabolismo de los carbohidratos, hemos descrito los procesos que llevan a la generación de energía en nuestras células a partir de la **glucosa** y de la **galactosa** (esta última procede de la leche). Es importante señalar que la galactosa se convertirá en glucosa y pasará por las mismas rutas metabólicas que esta. Además, hemos mencionado que, si hay un excedente de glucosa en el organismo, este se almacenará en forma de glucógeno y grasas.

De la misma manera, hemos indicado que la **fructosa**, presente en frutas, frutos secos y miel de abejas, se utiliza casi en su totalidad para almacenarse como grasas en el proceso de lipogénesis, lo cual también produce ácido úrico y aumenta la producción de la hormona vasopresina, que puede causar retención de líquidos. Sin embargo, en la historia de nuestra especie, hubo dos mutaciones que dieron ventaja evolutiva a nuestros ancestros. La primera inactivó el gen L-gulono-lactona, lo que nos impidió producir vitamina C de manera endógena, y nos obligó a consumirla a través de la alimentación. La segunda mutación inactivó la enzima uricaza, lo que impidió que transformáramos el ácido úrico en urea y dióxido de carbono para eliminarlo del cuerpo. Ambas mutaciones estuvieron relacionadas con la utilización de la fructosa para acumular grasas en momentos en que la cantidad de frutas y semillas era abundante. Además, la elevación del ácido úrico dio protección contra infecciones bacterianas y virus. Durante la Edad de Piedra, los humanos eran cazadores y recolectores, por lo que su alimentación dependía en gran medida de los alimentos disponibles en su entorno. Era importante almacenar energía en forma de grasa para utilizarla en momentos de escasez alimentaria. En este sentido, la fructosa presente en frutas y en semillas se almacenaba como grasa en el cuerpo, lo cual proporcionaba una fuente de energía disponible en momentos de escasez alimentaria. Este mecanismo fue importante para la supervivencia de los humanos primitivos.

La historia de la humanidad ha estado marcada por la escasez de alimentos a lo largo de los siglos, con pocas excepciones. Sin embargo, la revolución verde de la década del sesenta y del setenta cambió la situación al incrementar la producción agrícola y permitir una mayor producción de alimentos a bajo costo. Aunque esta revolución tuvo un impacto negativo en la diversidad genética de los cultivos y causó la degradación de los suelos, permitió un aumento en la producción de alimentos de bajo costo. Esto incentivó el aumento en la producción y consumo de alimentos procesados y ultraprocesados, impulsados por la globalización y por la difusión de los hábitos alimentarios occidentales. Como resultado, ha habido un cambio en la composición de la alimentación en todo el mundo, con un aumento en el consumo de alimentos altamente procesados y ultraprocesados, ricos en azúcares añadidos, como el jarabe de maíz con alto contenido de fructosa y aceites vegetales hidrogenados o parcialmente hidrogenados, ricos en ácidos grasos trans.

Como mencionamos anteriormente, la habilidad de los humanos para almacenar grasa como reserva de energía a partir del consumo de fructosa de frutas y semillas, incluyendo la miel de abejas, fue una ventaja evolutiva en épocas de escasez de alimentos. Sin embargo, en la actualidad, con el aumento del consumo de alimentos ultraprocesados ricos en azúcares, incluyendo fructosa, esta capacidad se ha convertido en una desventaja. Es importante tener en cuenta que las frutas disponibles para los humanos durante la Edad de Piedra eran aquellas que podían ser recolectadas en la naturaleza, como bayas, frutos secos y pequeñas frutas. Estas frutas eran mucho menos dulces que las frutas modernas y contenían mayor cantidad de fibra, ya que el cultivo de frutas ha evolucionado a lo largo de los siglos como resultado de la selección y cruzamiento de las mejores frutas para mejorar su sabor, tamaño, textura y aspecto. También se ha optimizado la producción de frutas para aumentar la producción y la rentabilidad, lo que ha llevado a una mayor disponibilidad de frutas con un alto contenido de fructosa en la alimentación humana.

En la actualidad, el consumo excesivo de fructosa es una desventaja para nuestra salud, ya que conduce a la acumulación de grasa y aumenta el riesgo de enfermedades metabólicas, como la obesidad, la diabetes tipo 2, la hipertensión, entre otras. Aunque en la Edad de Piedra la fructosa era difícil de encontrar, ahora se ha convertido en el aditivo edulcorante y saborizante más importante en muchos alimentos ultraprocesados.

En resumen, cuando hablamos de carbohidratos, nos referimos a moléculas de azúcares como la glucosa, fructosa y galactosa. Cuando se consumen en altas cantidades, estas azúcares se convierten en grasas y pueden aumentar el riesgo de desarrollar enfermedades metabólicas.

¿Cuán importantes son los carbohidratos?

El cuerpo humano es capaz de funcionar sin problemas sin ningún consumo de carbohidratos debido a la presencia del proceso de gluconeogénesis y a la prioridad de llenar los depósitos de glucógeno. La gluconeogénesis es un proceso metabólico que implica la producción de glucosa a partir de otros sustratos, como el lactato, el glicerol proveniente las grasas y los aminoácidos. Este proceso se produce principalmente en el hígado y en los riñones, y se activa en situaciones en las que el cuerpo necesita glucosa y no hay suficiente cantidad en el torrente sanguíneo. Además, el cuerpo humano tiene una prioridad en llenar los depósitos de glucógeno, que es la forma en que el cuerpo almacena glucosa. Cuando se consume una alimentación baja en carbohidratos o sin carbohidratos, el cuerpo aumenta la gluconeogénesis para producir la cantidad de glucosa necesaria para llenar los depósitos de glucógeno en el hígado y en los músculos. Se considera que los carbohidratos son un nutriente no esencial porque el cuerpo humano puede producir glucosa a partir de otros sustratos, como se mencionó anteriormente. La necesidad de carbohidratos depende de la cantidad de glucógeno que necesite el cuerpo y puede variar de persona a persona. Además, se ha demostrado que las dietas bajas en carbohidratos pueden ser efectivas para la pérdida de peso y para el control de la glucemia en personas con diabetes tipo 2 (Paoli, 2014) (Cahill, Jr., 2006).

En conclusión, el cuerpo humano puede funcionar sin problemas sin ningún consumo de carbohidratos gracias a la presencia del proceso de gluconeogénesis y a la prioridad de llenar los depósitos de glucógeno. Los carbohidratos se consideran un nutriente no esencial porque el cuerpo puede producir glucosa a partir de otros sustratos.

¿En qué consiste la alimentación del guerrero?

La alimentación del guerrero se basa preferentemente en los siguientes alimentos:

- **Carnes y vísceras:** Carne vacuna, porcina, avícola o de caza, además de vísceras, como hígado, riñones, corazón, tripas, panza, entre otros, y huesos y patas. En realidad, se aprovecha casi todo de los animales y se prefieren las carnes más grasosas.
- **Pescados y mariscos:** Cualquier tipo de pescado como salmón, atún, tilapia, sardina, merluza, trucha, halibut, panga, pez espada, anchoa, róbalo, trucha, arenque, entre otros, y toda clase de mariscos.
- **Huevos:** Preparados de cualquier manera, cocidos (duros), fritos, tortilla francesa (omelete), etc.
- **Grasas naturales:** Manteca, mantequilla, aceite de coco, aceite de oliva o aceite de aguacate.
- **Verduras que crecen sobre la superficie de la tierra y contienen una cantidad baja de carbohidratos netos y un alto contenido de fibra:** Todas las variedades de

coles (por ejemplo, coliflor, brócoli, repollo blanco, col de Bruselas), espárrago, calabacines (zapallito, zucchini, etc.), berenjena, aceituna, espinaca, hongos, pepino, lechuga, aguacate (palta), cebolla, morrón (ají, pimiento), tomate, nopal, acelga, berros, entre otros.

- **Productos lácteos:** Se prefieren los derivados de la leche que contengan mayor cantidad de grasas, como la mantequilla, la nata (crema doble) de alto contenido graso (40%), la crema de leche, los quesos y yogures grasos (griego o turco). Se restringe el consumo de leche y de yogur común porque contiene lactosa, un tipo de azúcar o carbohidrato.

- **Frutos secos de cáscara dura:** Nueces, avellanas, almendras, macadamias, nueces de Brasil, castañas, semillas de sésamo (ajonjolí), semillas de girasol. Estos alimentos se pueden consumir en raras ocasiones y en cantidades muy moderadas, aunque lo más apropiado es no consumirlos.

- **Frutas del bosque:** Arándanos, moras, frambuesas, grosellas, bayas de acai, frutillas, pero en cantidades moderadas, y no todos los días.

- **Bebidas cotidianas aceptables:** Agua, ya sea pura o con gas, café, té negro, té verde, té blanco, mate.

El estilo de vida del guerrero trata de imitar la alimentación de nuestros ancestros eliminando los alimentos con alto contenido de carbohidratos y ultraprocesados. Es importante mencionar que los alimentos que no se mencionan en esta lista no forman parte del estilo de vida del guerrero. Cada persona debe combinar los alimentos de manera que se adapten a sus necesidades y posibilidades.

Es importante mencionar que, en el estilo de vida del guerrero, los alimentos de origen animal, incluyendo las vísceras (excepto la leche), son la base de la alimentación. Las carnes, especialmente las más grasosas, son una fuente óptima de nutrientes, ya que son consideradas proteínas completas al contener todos los aminoácidos esenciales que el cuerpo necesita, pero no puede producir por sí solo. Además, el cuerpo absorbe y utiliza fácilmente las proteínas presentes en los productos animales, lo que los convierte en una fuente de proteína más eficiente en comparación con las proteínas de origen vegetal. La biodisponibilidad de las proteínas animales es alta, ya que su estructura es similar a la estructura de las proteínas humanas, lo que significa que el cuerpo puede asimilar y utilizar eficientemente estas proteínas. Por otro lado, la biodisponibilidad de las proteínas vegetales es baja en comparación con las proteínas animales, ya que muchos vegetales no contienen todos los aminoácidos esenciales y contienen antinutrientes, como los fitatos, que interfieren en la absorción de proteínas y de otros nutrientes.

Asimismo, los productos animales son ricos en vitaminas y minerales importantes para la salud en general, como hierro, zinc y vitamina B12, que no se encuentran en niveles tan altos en las proteínas de origen vegetal. De esta manera, los alimentos de origen animal son una fuente óptima de proteínas y nutrientes para el estilo de vida del guerrero, y deben formar la base de su alimentación.

Por otro lado, los alimentos de origen vegetal en nuestra alimentación son también importantes, especialmente aquellos con alto contenido de vitaminas y minerales, como los vegetales sin almidón. Estos alimentos vegetales complementan la alimentación del estilo de vida del guerrero. En cuanto al contenido de carbohidratos, este debe ser bajo, y puede ir desde una alimentación totalmente carnívora (es decir, solo consumir alimentos de origen animal, excepto la leche, sin agregar ningún tipo de carbohidratos) hasta la adición de carbohidratos en la lista hasta que se alcance una cantidad aproximada de 50 g de carbohidratos netos por día.

Las ventajas metabólicas de una alimentación baja en carbohidratos están ampliamente mencionadas en diferentes estudios científicos, como la mayor pérdida de peso en comparación con otros tipos de alimentación, mejora en los niveles de insulina, reducción de la inflamación, aumento de la saciedad y mejora en los niveles de colesterol HDL (el colesterol *bueno*).

Ejemplo de estudios sobre los efectos positivos de la alimentación baja en carbohidratos

Para tener una idea clara de la cantidad de estudios científicos que analizan el efecto de una alimentación baja en carbohidratos en las enfermedades metabólicas, es necesario mencionar algunos metaanálisis. Los metaanálisis son estudios que analizan y sintetizan los resultados de múltiples estudios primarios para llegar a conclusiones más confiables. A continuación, se presentan algunos ejemplos de metaanálisis relevantes:

- Un metaanálisis de 13 ensayos clínicos aleatorios publicado en el *Journal of the American Medical Association* concluyó que las dietas bajas en carbohidratos fueron más efectivas que las dietas bajas en grasas para la pérdida de peso a corto plazo y la reducción de los factores de riesgo para enfermedades cardiovasculares (Mansoor, 2016).

- Otro metaanálisis de 32 ensayos clínicos aleatorios publicado en la revista *Lancet Diabetes & Endocrinology* encontró que las dietas bajas en carbohidratos mejoraron el control de la glucemia y redujeron la necesidad de medicamentos en comparación con las dietas bajas en grasas en personas con diabetes tipo 2 (Snorgaard, 2017).

- Un metaanálisis publicado en la revista *Nutrition, Metabolism and Cardiovascular Diseases*, analizó 23 estudios que evaluaron el efecto de una dieta baja en carbohidratos en los niveles de triglicéridos. Los resultados indicaron que la dieta baja en carbohidratos se asoció a una disminución significativa en los niveles de triglicéridos (Santos, 2012).

¿Qué ocurre cuando se reduce drásticamente la ingesta de carbohidratos?

Uno de los efectos puede ser que el cuerpo entre en cetosis nutricional: un estado en el cual el hígado produce cetonas para sustituir la glucosa como fuente de energía primaria, pero también se acelera la oxidación de grasas debido al bajo nivel de insulina ya que, al no comer carbohidratos, las células beta del páncreas no generan insulina, y los niveles bajos de insulina incrementan la oxidación de grasas. Esto puede causar a su vez que el cuerpo comience a perder agua y electrolitos a través de la orina. Esta pérdida de electrolitos y de agua puede provocar síntomas como fatiga, mareos y náuseas, conocidos comúnmente como *síntomas de la gripe cetogénica*. No obstante, estos síntomas son transitorios y pueden ser solucionados mediante la adecuada hidratación y reposición de electrolitos. La reposición de electrolitos se puede lograr a través de la ingesta de agua con adición de sales y magnesio, por ejemplo.

Cuando hablamos de cetosis, muchas personas se preocupan por la posibilidad de sufrir cetoacidosis diabética y, desafortunadamente, existen muchos médicos y nutricionistas que no conocen el término *cetosis nutricional* ni los efectos positivos de este estado. Es importante destacar que la cetosis nutricional es un estado seguro y saludable que se produce cuando hay un incremento gradual de las cetonas en la sangre, sin que se produzca un aumento excesivo del pH o de la acidez en la sangre (las cetonas son ácidas). Este proceso se ha asociado a una reducción de la inflamación, una mejora del perfil lipídico, una disminución del apetito y una pérdida de peso, entre otros beneficios para la salud (Paoli, 2013). Sin embargo, es importante no confundirlo con la cetoacidosis, que puede producirse en personas con diabetes tipo 1 que no producen insulina, o por el consumo de altas cantidades de alcohol. La cetoacidosis se caracteriza por un alto nivel de glucosa y un aumento excesivo de los niveles de cetonas en la sangre (Masood, 2022).

La diabetes tipo 1 es una enfermedad autoinmune en la que el sistema inmunológico del cuerpo ataca y destruye las células beta productoras de insulina en el páncreas, lo que lleva a una deficiencia absoluta de insulina. La insulina es una hormona que regula los niveles de glucosa en la sangre; sin esta, los niveles de glucosa en la sangre pueden aumentar a niveles muy peligrosos. Además, debido a la falta de insulina, el cuerpo comienza a oxidar grasas de manera incontrolada para producir energía, lo que lleva a la formación de cuerpos cetónicos. El aumento de los niveles de cetonas en la sangre puede conducir a una afección potencialmente mortal llamada *cetoacidosis diabética*. Las personas con diabetes tipo 1 necesitan inyectarse insulina para controlar sus niveles de glucosa en sangre y prevenir la cetoacidosis diabética.

El ayuno

Durante la Edad de Piedra, la principal fuente de sustento de los seres humanos era la caza y la recolección de alimentos. Sin embargo, seguramente había comúnmente momentos de escasez de alimentos, en los cuales era difícil cazar o recolectar por diferentes razones. En esos momentos dependían de la reserva de energía en forma de grasas para sobrevivir. Cuando la comida escaseaba, los cazadores y los recolectores debían recurrir a la caza de animales para obtener proteínas y grasas. La caza podía ser una tarea difícil y peligrosa, y a menudo requería un gran esfuerzo físico. En muchas ocasiones, debían hacerlo sin haber comido previamente. La capacidad de almacenar energía en forma de grasas en el tejido adiposo fue crucial para la supervivencia de nuestros ancestros. Esta capacidad les daba una ventaja en momentos de escasez al poder convertir la fructosa consumida en grasas. Sin embargo, las grasas no solo son una fuente importante de energía, sino que cumplen otras funciones vitales en el cuerpo humano. Por ejemplo, son necesarias para la absorción de ciertas vitaminas, para sintetizar hormonas y para mantener la salud de la piel y del cabello.

Durante la era neolítica, los cazadores y los recolectores experimentaban períodos de ayuno involuntario debido a la falta de alimentos disponibles en determinadas estaciones o situaciones. Sin embargo, el ayuno también ha sido utilizado de manera intencional por muchas culturas antiguas. En la cultura griega, el ayuno se utilizaba como una forma de purificación y para mejorar la salud. Hipócrates, el padre de la medicina, recomendaba el ayuno como una forma de tratar enfermedades y como parte de un estilo de vida saludable. En la cultura romana, el ayuno se utilizaba como parte de la práctica religiosa, y los cristianos también adoptaron el ayuno como una forma de purificación y de penitencia. En la cultura islámica, el ayuno se practica durante el mes de Ramadán como una forma de purificación espiritual y como un acto de devoción religiosa. En la cultura judía, el ayuno se practica como una forma de arrepentimiento y para recordar los sufrimientos del pueblo judío. Podemos decir que el ayuno, ya sea voluntario o involuntario, ha sido parte esencial de nuestra vida como especie.

El ayuno ha sido utilizado también terapéuticamente desde al menos el siglo v a.C., cuando el médico griego Hipócrates recomendó la abstinencia de alimentos o de bebidas para pacientes con ciertos síntomas de enfermedad. Algunos médicos reconocieron el instinto de ayuno, por el cual los pacientes, en ciertos estados de enfermedad, experimentan naturalmente una pérdida de apetito. Algunos médicos creían que administrar alimentos durante tales estados era innecesario y posiblemente incluso perjudicial, ya que se pensaba que el ayuno era una parte natural e importante del proceso de recuperación (Britannica, 2022). Hipócrates escribió: "Comer cuando estás enfermo es alimentar tu enfermedad". El antiguo escritor e historiador griego Plutarco (c. 46-120 d. C.) también se hizo eco de estos sentimientos, escribiendo: "En lugar de usar medicamentos, mejor ayuna hoy" (Fung, 2022).

Hoy en día existe una amplia evidencia científica que vincula la práctica del ayuno con una mejora en la salud metabólica. Numerosos estudios han demostrado que el ayuno intermitente, que implica periodos de ayuno y periodos de alimentación normal, puede tener beneficios para la salud metabólica.

Algunas de las investigaciones más relevantes sobre los beneficios del ayuno para la salud metabólica incluyen lo siguiente:

- **"Effects of intermittent fasting on health markers in those with type 2 diabetes: A pilot study"**: Un estudio piloto publicado en *Nutrition and Health* en 2019, que encontró mejoras significativas en la glucemia, la hemoglobina A1c y el peso en pacientes con diabetes tipo 2 que practicaron el ayuno intermitente (Arnason, 2017).

- **"Intermittent fasting interventions for the treatment of overweight and obesity in adults: a systematic review and meta-analysis"**: Un metaanálisis publicado en *JBI Database of Systematic Reviews and Implementation Reports* en 2021, que encontró que el ayuno intermitente puede ser efectivo para la pérdida de peso y mejorar los marcadores metabólicos en adultos con sobrepeso u obesidad (Harris, 2018).

- **El análisis titulado *Intermittent Fasting and Metabolic Health*:** Es un estudio científico publicado en la revista *Nutrients* en 2020. El análisis se basa en la revisión de varios estudios previos que investigaron el impacto del ayuno intermitente en la salud metabólica de los individuos. En general, los resultados del análisis sugieren que el ayuno intermitente puede tener efectos beneficiosos en la salud metabólica. En particular, se encontró que el ayuno intermitente puede mejorar la resistencia a la insulina, la sensibilidad a la insulina, los niveles de azúcar en la sangre, los niveles de colesterol y los niveles de triglicéridos en el cuerpo. Además, se encontró que el ayuno intermitente puede tener efectos positivos en la salud de los individuos con sobrepeso y obesidad, ya que puede ayudar a reducir el peso y grasa corporales. Estos efectos se deben en parte a la reducción de la ingesta de calorías y a la activación de procesos de quema de grasa en el cuerpo. En general, los resultados del análisis sugieren que el ayuno intermitente puede ser una estrategia efectiva para mejorar la salud metabólica en general. Sin embargo, es importante tener en cuenta que cada persona es única y que los efectos del ayuno intermitente pueden variar de una persona a otra. Es recomendable consultar a un profesional de la salud antes de realizar cualquier cambio en la alimentación o en el estilo de vida (Vasim, 2022).

¿Qué sucede en el cuerpo cuando ayunas?

En el capítulo sobre el metabolismo, hemos indicado que el alto consumo de carbohidratos, incluyendo la fructosa, tiene la función de ayudar al cuerpo a almacenar grasas para ser utilizadas como reserva de energía a largo plazo. Una de las formas de usar esa energía almacenada es mediante el ayuno o cuando no comemos. Durante el ayuno, se activan una serie de mecanismos metabólicos para mantener la homeostasis o equilibrio energético y asegurar el suministro de energía al organismo. Las células beta del páncreas detectan la disminución de los niveles de glucosa en sangre y generan la hormona glucagón, que tiene como objetivo elevar los niveles de glucosa en sangre a través de la gluconeogénesis (Cahill Jr., 2006).

La gluconeogénesis es un proceso que consiste en la síntesis de glucosa a partir de precursores no glucídicos como el glicerol y los aminoácidos. Además, el glucagón promueve la oxidación de ácidos grasos almacenados en el tejido adiposo para generar energía (Klein, 2019).

Durante el ayuno, el cuerpo prefiere utilizar el glicerol y el lactato como sustratos para la creación de glucosa, y no los aminoácidos, por lo que la probabilidad de perder masa muscular es mínima y casi inexistente gracias a la acción de las hormonas contrarreguladoras (Jensen, 2019). Las hormonas contrarreguladoras, como el glucagón, el cortisol y la hormona del crecimiento, promueven la liberación de glucosa en el torrente sanguíneo y la disminución de la utilización de glucosa por parte de las células, protegiendo de esta forma el tejido muscular y asegurando un suministro adecuado de glucosa para el cerebro.

En conclusión, durante el ayuno, el cuerpo activa una serie de mecanismos metabólicos para mantener la homeostasis y asegurar el suministro de energía al organismo. La gluconeogénesis y la oxidación de ácidos grasos son algunos de estos mecanismos. Además, las hormonas contrarreguladoras protegen el tejido muscular y aseguran un suministro adecuado de glucosa para el cerebro.

¿Pero qué sucede si el ayuno es prolongado?

Durante periodos de ayuno prolongado, restricción de la ingesta de carbohidratos o ejercicio extenuante en los cuales los depósitos de glucógeno se han prácticamente agotado y la posibilidad de obtener glucosa es mínima o inexistente, ocurre otro proceso catabólico que se da en el hígado: la cetogénesis. Si el ayuno se prolonga por más de 24 h, es muy probable que los depósitos de glucógeno se hayan agotado y en ese caso el cerebro y el sistema nervioso no reciben la misma cantidad de glucosa. Sin embargo, bajo el proceso de cetogénesis comienzan a producirse cetonas, que reemplazan a la glucosa como fuente de energía en el cerebro y en el sistema nervioso. Durante la cetogénesis, el cuerpo produce cuerpos cetónicos, como la acetona, el ácido acetoacético y el beta-hidroxibutirato, utilizados como combustible alternativo al glucógeno y a la glucosa. Son usados como fuente de energía primaria en lugar de la glucosa. Además, durante la cetogénesis, disminuye la secreción de insulina debido al bajo nivel de glucosa en sangre, lo que reduce drásticamente el estímulo para el almacenamiento de grasa y glucosa, lo cual contribuye al incremento en la oxidación de las grasas (Masood, 2022) *(Fung, The Complete Guide to Fasting, 2016).*

La práctica del ayuno y el uso de cetonas como fuente de energía han demostrado tener efectos beneficiosos en la salud, incluyendo la mejora del balance metabólico, la reducción de peso, la reversión de la diabetes tipo 2, el hígado graso, la hipertensión, el síndrome de ovario poliquístico, la disminución de la resistencia a la insulina, y la prevención del cáncer, entre otros (Antoni et al., 2017; Mattson et al., 2017; Paoli et al., 2014; Patterson et al., 2015; Sumithran et al., 2013).

Es importante destacar el papel del Dr. Jason Fung como experto en ayuno intermitente y su contribución en la promoción de los beneficios de esta práctica para la salud. Con numerosos estudios y libros publicados, el Dr. Fung ha popularizado el ayuno como una forma de terapia para mejorar la salud metabólica, especialmente en el control del peso y la diabetes, y ha ayudado a miles de personas a adoptar el ayuno como parte de su estilo de vida (Fung & Ramos, *The Diabetes Code*, 2018) (Fung, *The Complete Guide to Fasting*, 2016).

Evidencia científica en favor del ayuno

La evidencia científica que apoya el ayuno como una forma de mejorar la salud metabólica es vasta. Van aquí algunos ejemplos:

- Un estudio realizado en 2016 examinó los efectos de un programa de ayuno intermitente de 12 semanas en pacientes obesos con síndrome metabólico. Los resultados mostraron una reducción significativa en la grasa corporal, los niveles de glucosa en sangre, la presión arterial y la inflamación en comparación con el grupo control que no practicó el ayuno intermitente (Tinsley, 2017).

- Un estudio de 2019 publicado en la revista *Cancer Cell* informó que el ayuno intermitente puede ayudar a prevenir la recurrencia del cáncer y aumentar la eficacia de la quimioterapia. Los investigadores encontraron que el ayuno reducía la actividad del sistema de señalización AKT-mTOR, implicado en el crecimiento y supervivencia de las células cancerosas, y aumentaba la respuesta de las células cancerosas a la quimioterapia (Di Biase, 2016).

- Otro estudio publicado en la revista *BMC Cancer* en 2019 encontró que el ayuno intermitente durante la quimioterapia mejoró la calidad de vida de los pacientes con cáncer de mama. Los pacientes que practicaron el ayuno intermitente experimentaron menos fatiga, náuseas y vómitos, y una mejoría en su estado de ánimo en comparación con el grupo control que no había ayunado (Dorffner, 2019).

- Un metaanálisis de 2015 que analizó los efectos del ayuno intermitente en la salud cardiovascular encontró que el ayuno intermitente puede mejorar los factores de riesgo cardiovascular, como la presión arterial, los niveles de lípidos en la sangre y el índice de masa corporal (Mattson, 2015).

- Un estudio de 2019 publicado en la revista *Nutrients* encontró que el ayuno intermitente puede mejorar la salud metabólica al reducir la resistencia a la insulina y mejorar la sensibilidad a la insulina en personas con sobrepeso u obesidad (Patterson, 2019).

- Un estudio de 2019 publicado en la revista *Science Translational Medicine* encontró que el ayuno intermitente puede mejorar la función inmunológica y reducir la inflamación en pacientes con esclerosis múltiple (Choi, 2019).

- Un metaanálisis de 2019 que analizó los efectos del ayuno intermitente en la salud metabólica encontró que el ayuno intermitente puede mejorar la glucemia en ayunas, la hemoglobina A1c y la sensibilidad a la insulina en personas con diabetes tipo 2 (Ganesan, 2019).

Cómo practicar el ayuno en el estilo de vida del guerrero

El ayuno se considera cuando no se ingieren alimentos durante un periodo superior a las 12 h. En este tiempo, el cuerpo comienza a utilizar el glucógeno almacenado y las grasas como fuente de energía. Cuanto más tiempo se practique el ayuno, más se utilizarán las reservas de glucógeno y comenzará el proceso de gluconeogénesis, que convierte los ácidos grasos y el glicerol en glucosa para el uso celular. A medida que pasa el tiempo en ayunas, se iniciará el proceso de cetogénesis, que produce cetonas como fuente de energía primaria para el cerebro y el sistema nervioso (Anton et al., 2018).

Existen varios protocolos para el ayuno intermitente; el más popular es el protocolo de ayuno 16/8, que sugiere no comer durante 16 h y tener una ventana de alimentación de 8 h. Durante la ventana de alimentación, se recomienda seguir una dieta baja en carbohidratos y alta en grasas. Otro protocolo popular es el de 20/4, que implica no comer durante 20 h y tener una ventana alimentaria de 4 h. También existe la opción de comer una vez al día y, por último, se puede alargar el ayuno hasta las 72 h (Anton et al., 2018).

El Dr Jason Fung, nefrólogo y autor de varios libros, ha popularizado la práctica del ayuno a través de Youtube y de diferentes publicaciones que respaldan el uso del ayuno intermitente para la pérdida de peso, la mejora de la sensibilidad a la insulina y la reducción de los niveles de azúcar en la sangre en pacientes con diabetes tipo 2.

Los ejercicios

En el estilo de vida del guerrero, los ejercicios no son opcionales, sino obligatorios. No se hacen para bajar de peso, sino para mejorar y consolidar una salud metabólica óptima. Desde un punto de vista evolutivo, podemos decir que una alta actividad física cotidiana era importante para nuestros ancestros. La vida nómada y la búsqueda de alimentos por medio de la caza, pesca y recolección no permitían el sedentarismo. En momentos críticos, se requería tener la capacidad mental y física para salvar cualquier tipo de contratiempo. Nuestros ancestros, en muchas ocasiones, se encontraban en situaciones donde debían escapar de animales salvajes, enemigos o luchar, y en esas situaciones debían estar físicamente preparados para cualquier eventualidad. Como se ha mencionado anteriormente, en muchas ocasiones, lo hacían sin haber comido durante días.

Desde la primera revolución agrícola hace 10.000 años, hemos adoptado un estilo de vida sedentario. Gracias al desarrollo tecnológico y cultural, hemos perdido paulatinamente las oportunidades naturales para tener una considerable actividad física. La mayoría de los habitantes del planeta ahora viven en grandes ciudades y tienen prácticamente todo bajo el control de su celular. Hemos adoptado paulatinamente el sedentarismo como nuestra forma de vida, lo cual está afectando la salud a nivel global. Uno de los problemas es la pérdida de masa muscular y enfermedades como la osteoporosis.

En el informe *Sedentary Behavior and Health: Update from the 2018 Physical Activity Guidelines Advisory Committee*, que es un resumen de las conclusiones y recomendaciones del comité asesor de la guía de actividad física de 2018 sobre el sedentarismo y su impacto en la salud, se concluye que el sedentarismo, definido como cualquier actividad con un gasto energético muy bajo, se asocia a un mayor riesgo de mortalidad, enfermedades cardiovasculares, diabetes tipo 2, cáncer de colon y de mama, y depresión. También se ha observado una relación entre el sedentarismo y un mayor riesgo de obesidad, enfermedad de alzhéimer, enfermedad renal crónica y deterioro de la salud mental. Las recomendaciones del comité incluyen limitar el tiempo de sedentarismo y aumentar la actividad física para lograr una salud óptima. Se recomienda realizar al menos 150 min de actividad física de moderada a vigorosa por semana, así como reducir el tiempo que se pasa sentado o acostado. Además, el informe destaca la importancia de interrumpir el tiempo sedentario y realizar actividades ligeras cada 30 min durante el tiempo en que se está sentado o acostado. Se sugiere también la realización de actividades que involucren a todo el cuerpo, como la danza o el entrenamiento de fuerza, y la incorporación de actividad física en la rutina diaria, como caminar o andar en bicicleta para ir al trabajo o a la escuela (Katzmarzyk, 2019).

En general, la evidencia científica respalda la idea de que el ejercicio puede mejorar la salud metabólica.

Un estudio publicado en la revista *Diabetes Care* en 2010 encontró que la combinación de ejercicio aeróbico y de fuerza mejoró la sensibilidad a la insulina en adultos mayores con diabetes tipo 2 (Mavros, 2014). Otro estudio publicado en la revista *PLOS ONE* en 2013 encontró que el ejercicio aeróbico mejoró la sensibilidad a la insulina y redujo los niveles de triglicéridos en pacientes con síndrome metabólico (Strasser, 2013).

También hay estudios que sugieren que el ejercicio puede mejorar la salud metabólica en personas que no tienen diabetes o síndrome metabólico. Un estudio publicado en la revista *Applied Physiology, Nutrition, and Metabolism* en 2014 encontró que el entrenamiento de resistencia mejoró la sensibilidad a la insulina en adultos jóvenes sedentarios (Babraj, 2014). Otro estudio publicado en la revista *Medicine and Science in Sports and Exercise* en 2017 encontró que el entrenamiento de alta intensidad mejoró la capacidad oxidativa y la sensibilidad a la insulina en hombres jóvenes saludables (Gillen, 2016). En cuanto a la relación entre el ejercicio y la pérdida de peso, aunque el ejercicio por sí solo puede no ser suficiente para una pérdida significativa de peso, puede ayudar a mantenerla a largo plazo y a mejorar la composición corporal (Shah, 2013).

El ejercicio es esencial para mantener y mejorar la salud en todos los sentidos, independientemente de la edad. Mientras que algunos pueden argumentar que los ejercicios deben ser adaptados según la edad, es importante no reducir la cantidad o intensidad de ejercicio en personas mayores. De hecho, los adultos mayores pueden enfocarse en ejercicios de fuerza para incentivar el mantenimiento y, en algunos casos, el incremento de masa muscular. La masa muscular es importante para mantener una buena calidad de vida y puede ser considerada como el órgano de la longevidad. Por otro lado, la vida sedentaria conlleva a la pérdida de masa muscular y a la osteoporosis, que son estados que incrementan el riesgo de muerte prematura. Por lo tanto, es importante incorporar el ejercicio físico regular en nuestra vida diaria para prevenir y tratar estas condiciones de salud y mantener una buena calidad de vida en general.

La combinación perfecta

Como hemos podido ver, cada uno de los pilares del estilo de vida del guerrero está ampliamente respaldado por evidencia científica que crece día a día y se puede argumentar, sin temor a equivocarse, que la práctica de una alimentación baja en carbohidratos y alta en grasas, ejercicios de manera cotidiana y rutinaria, y ayunos como complemento son importantes para mantener y reestablecer la salud metabólica a largo plazo. Además, existen varios estudios científicos que analizan los efectos combinados de estos parámetros, ya que, al incluir una combinación de estos, se pueden obtener mayores resultados, especialmente si se adopta como un estilo de vida.

Entre los estudios que analizan la combinación de dos o más de estos parámetros, se encuentran los siguientes:

- **"Virta Health"**. Este es un estudio de dos años de duración en el que se evaluó la efectividad de un enfoque personalizado de alimentación baja en carbohidratos y alta en grasas, combinada con ejercicios y apoyo de un equipo de salud, en la reversión de la diabetes tipo 2. Los resultados mostraron que el 60% de los participantes que completaron el estudio lograron la remisión de la diabetes tipo 2, es decir, la normalización de los niveles de glucosa en sangre sin necesidad de medicamentos. Además, se observó una reducción significativa en el uso de medicamentos para la diabetes tipo 2, la pérdida de peso y la mejora de la salud metabólica en general (Hallberg, 2018).

- **"Effects of intermittent fasting on body composition and clinical health markers in humans"**. Este estudio analizó los efectos del ayuno intermitente en la composición corporal y los marcadores de salud clínica en humanos. Los resultados mostraron que el ayuno intermitente produjo una reducción significativa en la grasa corporal y una mejora en los niveles de insulina y colesterol en sangre (Tinsley, 2015).

- **"The effects of high-intensity interval training combined with intermittent fasting on body composition and cardiovascular risk factors"**. Este estudio evaluó los efectos del entrenamiento de intervalos de alta intensidad combinado con ayunos intermitentes en la composición corporal y los factores de riesgo cardiovascular en adultos obesos. Los resultados mostraron una reducción significativa en la grasa corporal, la mejora en la salud cardiovascular y la reducción de la resistencia a la insulina (Arnason, 2017).

- **"Exercise for overweight or obesity"**. En este estudio publicado en el *American Journal of Clinical Nutrition en 2015*, se analizó el efecto de un programa de dieta baja en carbohidratos y alta en grasas combinado con un programa de entrenamiento de resistencia en la composición corporal y en la salud metabólica en mujeres con sobrepeso. Los resultados mostraron una mejoría significativa en la pérdida de peso, la composición corporal y los factores de riesgo metabólico (Shaw, 2006).

- **"Intermittent fasting and human metabolic health"**. En este estudio publicado en la revista *Cell Metabolism* en 2018, se analizó el efecto de un programa de dieta baja en carbohidratos y alta en grasas, combinado con un programa de ayuno intermitente en la salud metabólica en personas con obesidad y con síndrome metabólico. Los resultados mostraron una mejoría significativa en la pérdida de peso, la composición corporal, los niveles de glucosa en sangre y los factores de riesgo metabólico (Patterson, 2015)

- **"Time-restricted feeding in young men performing resistance training: A randomized controlled trial".** En un estudio publicado en la revista *European Journal of Sport Science* en 2017, se analizó el efecto de un programa de dieta baja en carbohidratos y alta en grasas, combinado con un programa de entrenamiento de resistencia y un programa de ayuno intermitente en la composición corporal y en la salud metabólica en hombres con sobrepeso. Los resultados mostraron una mejoría significativa en la pérdida de peso, la composición corporal y los factores de riesgo metabólico (Tinsley, 2017).

Podemos, sin temor a equivocarnos, decir que existe una vasta cantidad de estudios científicos que avalan de forma contundente los efectos positivos del estilo de vida del guerrero y, a partir de estos, decir que el estilo de vida del guerrero es un estilo de vida acorde a nuestro metabolismo.

Además, debemos tener en cuenta la gran cantidad de evidencia empírica basada en testimonios personales de personas que lograron mejorar su salud a través de la adopción de una alimentación baja en carbohidratos, ayuno o ejercicio regular y, aunque se considera que esta evidencia empírica es anecdótica, no podemos ignorar su relevancia, ya que estos testimonios personales respaldan los hallazgos científicos y brindan una perspectiva más amplia y real de los beneficios del estilo de vida del guerrero en la salud metabólica.

MI HISTORIA Y LA CREACIÓN DE LA ESCUELA DEL CAMBIO DE ESTILO DE VIDA

En el año 2012 me diagnosticaron diabetes tipo 2 después de un período de malestar en el que orinaba mucho y tenía sed frecuente. El médico constató que mis niveles de glucosa en la sangre eran muy elevados, por lo que me recetó metformina y me recomendó que bajara de peso y empezara a hacer ejercicio. Hice todo lo que me dijo, pero los niveles de glucosa en la sangre no bajaban y tampoco bajaba de peso, pese al ejercicio que hacía y a los intentos de cambiar mi alimentación a una más *sana*. Después de un tiempo, se pudo constatar que los niveles de glucosa no bajaban, y me adicionaron otra medicina llamada *glibenclamida*. A pesar de la inclusión de la nueva medicina, los ejercicios y mis intentos de cambio de alimentación, mi glucosa seguía alta y, como era de esperarse, después de otro tiempo, el 9 de junio de 2017, el médico me dijo que debía empezar a usar insulina porque las medicinas no estaban funcionando como se esperaba. La idea de inyectarme insulina me disgustó, y le pedí al médico que me diera tres meses para ver si podía hacer algo por mi cuenta antes de empezar a inyectarme insulina. Él me dijo que me daba ese periodo, pero que debía adicionar otra medicina: janubia. Salí de la consulta y me sentí un perdedor, además de que vi un panorama muy oscuro, ya que mi hermano mayor acababa de morir a consecuencia de los problemas renales que le había causado la diabetes, además de la ceguera. También recordé a mi suegro que, pese a que se *cuidaba* de manera excelente, la diabetes le había causado la pérdida de una pierna y otros problemas antes de su muerte.

Comencé a investigar posibles alternativas para tratar mi enfermedad, y encontré mucha información que prometía resultados milagrosos que, en realidad, eran pura basura, pero también encontré información muy interesante. En YouTube pude ver los videos del Dr. Jason Fung, que me abrieron los ojos. Él hablaba de que la resistencia a la insulina era la causa de la diabetes tipo 2 y de que esta resistencia era producida por el alto consumo de carbohidratos. Hasta ese entonces, yo no sabía qué era la resistencia a la insulina ni que esta era la causa de la diabetes tipo 2. Los médicos o el personal de salud nunca se habían preocupado por explicarme nada acerca de la enfermedad y solo se habían concentrado en darme diferentes recetas. Por otra parte, mi interés por conocer la enfermedad era casi inexistente. El Dr. Jason Fung hablaba de los ayunos como una forma de reducir la resistencia a la insulina y, de esa manera, revertir la diabetes tipo 2 y combatir la obesidad. Seguí investigando y encontré muchos testimonios de personas que habían revertido la diabetes tipo 2 con una alimentación baja en carbohidratos y alta en grasas. Durante unas semanas, leí todo lo que podía encontrar respecto de la resistencia a la insulina, los ayunos y la alimentación baja en carbohidratos y alta en grasas. Hice mi plan de acción que duraría 5 semanas, el cual consistía en reducir al máximo la ingesta de carbohidratos, eligiendo solo vegetales sin almidón para mi alimentación y no comiendo ningún tipo de carbohidratos en el desayuno. A partir de la tercera semana, incluí un ayuno de 16/8 (no desayunar) y, en la cuarta semana, profundicé en el ayuno y solo comí una vez al día durante toda la semana. Finalmente, realicé un ayuno de 5 días. Cabe destacar que una parte importante del plan era entrenar con pesas todos los días.

Cuando fui a mi cita programada con el médico, este miró los exámenes y me dijo que las medicinas habían funcionado. Yo le aclaré que había dejado todas las medicinas al salir de la consulta anterior, y él se sorprendió al ver mis resultados. Me pidió que le contara qué había hecho. Los resultados mostraban que, en solo dos meses y medio, había pasado de ser diabético a ser una persona normal. Dejé todas las medicinas y también bajé de peso. Mis niveles de glucosa en sangre bajaron de 73 mmol/mol (8,8%) a 40 mmol/mol (5,8%). También noté una reducción en mis triglicéridos de 1,3 mmol/L a 1,2 mmol/L. Mi colesterol total subió de 7,1 mmol/L a 7,4 mmol/L, pero el HDL subió de 1,36 mmol/L a 1,54 mmol/L y el LDL se mantuvo prácticamente constante de 5,40 mmol/L a 5,41 mmol/L. Le conté de mi experiencia y me dijo que él no podía aprobar lo que había hecho, y mucho menos recetar algo similar. Pero acotó que, si obtenía esos resultados, debía seguir haciéndolo.

Ustedes se pueden imaginar la alegría que tuve cuando realicé el cambio de estilo de vida y vi que había logrado bajar la glucosa a niveles normales y reducir el peso sin necesidad de medicamentos. Quería gritar a los cuatro vientos y contar a todos que la diabetes tipo 2 era reversible y era mi tema de conversación diaria y cansona para mi familia y para mis amigos. Entré a participar en muchos grupos de Facebook para diabéticos y a decir en esos grupos que la diabetes tipo 2 era reversible y, además, se podía lograr a través de una alimentación baja en carbohidratos y alta en grasas. Esto era considerado una herejía y me bloqueaban. A pesar de esto, encontré a otras personas que habían revertido la enfermedad de manera similar a mí. Decidí crear mis propios canales de información en

YouTube (https://www.youtube.com/channel/UC-EobyH3Stl-fmtAA6ZKgxNA) y en Facebook (https://www.facebook.com/groups/233046957222216) para enseñar por qué la diabetes tipo 2 y las enfermedades metabólicas son reversibles y hacerlo sobre la base de la evidencia científica que existe, y después guiar a los interesados a hacer el cambio tal como yo lo hice. También me propuse que el proyecto fuera sin fines de lucro.

Creé el grupo "La diabetes tipo 2 es reversible", el cual cambió de nombre a "La Escuela del Cambio de Estilo de Vida". Desde su creación en septiembre de 2017, este grupo ha ido creciendo paulatinamente y se enfoca en proporcionar información basada en la evidencia científica disponible que, la verdad, suele quedarse en los pasillos de la academia, y no hacerse pública. El otro objetivo es el de ayudar a los interesados a hacer un cambio de estilo de vida de acuerdo con el método que yo desarrollé y apliqué en mi persona, y que denominé "el estilo de vida del guerrero" y para ello se realizan los *retos*, a los que les di el nombre de *metamorfosis* para, a través de este, dar una idea acerca del cambio de un estado de vida a uno mejor.

La creación de mi propia evidencia científica

Los retos *metamorfosis* que se realizan periódicamente en la Escuela del Cambio de Estilo de Vida tienen como objetivo ayudar a los miembros interesados a hacer un cambio de estilo de vida en 5 semanas, usando el método que yo apliqué personalmente y que me ayudó a revertir las enfermedades metabólicas que tenía en ese entonces. El cambio consiste en adoptar una alimentación baja en carbohidratos y alta en grasas, hacer ejercicio de manera cotidiana y rutinaria, y la introducción de ayunos como parte del nuevo estilo de vida, el estilo de vida del guerrero.

Comencé creando grupos especiales para las personas interesadas en hacer el cambio y que pertenecieran al grupo principal. Hice unos grupos con nombres como *Plan de 5 semanas*, *Plan de 30 días*, *Reto de 2 semanas*. En esos retos participaron un promedio de 200-300 personas en cada uno. Los resultados fueron sorprendentes y parecidos a mis resultados, y muchas personas compartieron sus testimonios de mejoras, como la disminución de peso, la reversión de la diabetes tipo 2, etc.

El 2 de julio de 2019, inicié los retos *metamorfosis* de una manera más sistemática y ordenada. Primero, los interesados deberían hacer un examen de ingreso basado en la información presentada en el grupo, y solo las personas que respondieran correctamente todas las preguntas podrían entrar. Esto era para dar mayor seriedad al intento del cambio y que las personas verdaderamente interesadas en el cambio pudieran entrar. Segundo, se los guiaría diariamente con información y se respondería a las preguntas e inquietudes que tuvieran. De esa manera se asegura que los miembros sigan las instrucciones al pie de la letra. Tercero, al finalizar el reto de 5 semanas, los participantes deben responder a un cuestionario respecto de los efectos del reto durante esas 5 semanas, y el resultado de la encuesta se presenta en el grupo principal. Se da a los participantes del reto la oportunidad de comentar sobre su experiencia y dar sus testimonios. De esta manera creamos interés colectivo dentro del grupo.

Podemos decir que el método y la manera de llevar a cabo los retos es seguir el método científico, que es un proceso sistemático para descubrir y entender un problema a través de la observación, la formulación de hipótesis, la recolección de datos y la experimentación. El método científico se basa en la idea de que la evidencia empírica es la base de todo conocimiento y debe ser verificable y reproducible. En este caso, estudié la información sobre las enfermedades metabólicas y cómo revertirlas, y formulé mi hipótesis, que era el plan de 5 semanas, aplicado en mi persona, con sorprendentes resultados.

La hipótesis debe ser verificable y falsable, lo que significa que debe ser posible diseñar un experimento que la pruebe o que la refute. En este caso, creé el grupo de Facebook "La diabetes tipo 2 es reversible" y, dentro del grupo, creé los retos para verificar mi hipótesis de que el cambio de estilo de vida de acuerdo con lo que yo realicé podía ser reproducido. Después de haber obtenido resultados positivos, inicié los retos *metamorfosis* que hasta la fecha han sido 27, con la participación de 61.700 personas, con un promedio de 2049 personas en cada reto.

Al finalizar cada reto, se realiza una encuesta para evaluar los resultados obtenidos, como la reducción de peso, la disminución o eliminación de medicamentos para la diabetes tipo 2 y la reducción de tallas. El porcentaje de respuestas es del 40% al 45% de los participantes en el reto. En cada encuesta, más del 95% de los encuestados indicó una mejora en algún aspecto y más del 50% afirmó haber reducido o eliminado sus medicamentos para la diabetes tipo 2. Este método científico aplicado a través de los retos *metamorfosis* confirma mi hipótesis y proporciona evidencia verificable y reproducible sobre la efectividad del cambio de estilo de vida al estilo de vida del guerrero para revertir las enfermedades metabólicas.

Los retos están diseñados de manera controlada con respecto a la alimentación, el ejercicio y los ayunos de los participantes, y se controla que no se salgan del esquema durante los 35 días que dura el reto. Los lemas de los retos son "Lo tomas o lo dejas" y, si lo tomas, no puedes añadir ni quitar nada del plan de inicio que se publica antes del reto.

Los retos se realizan en grupos separados y, para cada reto, se crea un nuevo grupo de Facebook al cual acceden solo las personas que responden correctamente las preguntas de ingreso. Una vez que finaliza el reto, el grupo se archiva. De esta manera, se tienen los datos históricos diarios de todos los retos registrados en Facebook, y esto también es parte de la evidencia valiosa que producimos cada día. Sería interesante que algún centro de investigación o universidad se interesara en validar nuestros resultados y, de esa manera, presentarlos a la comunidad científica.

Testimonios

Los testimonios de las personas que adoptaron el estilo de vida del guerrero y pudieron mejorar su salud metabólica también son importantes y, en el grupo de Facebook "La Escuela del Cambio de Estilo de Vida", tenemos miles de testimonios de personas que hicieron el cambio a través de los retos. Estos testimonios también forman parte importante de nuestra evidencia. Aquí les presento algunos de estos:

Hola, mi nombre es Luz Lastrange y soy de México. Les quiero compartir mi pequeño testimonio. Tengo 37 años, 3 hijos y padezco hipotiroidismo. Nada me funcionaba; el endocrinólogo no encontraba la dosis correcta de levotiroxina. Estuve 6 meses con un nutriólogo, que me dio dietas que no me hicieron bajar ni un gramo. Mi energía estaba en 0; apenas podía levantarme para ir a trabajar o para levantar mi plato de comida. Solo había días malos y peores; estaba deprimida, sin ganas de vivir y angustiada. Mi mamá y mi hermana me invitaron a este cambio de vida hace 6 meses, pero no creía en ello. Hoy me arrepiento de no haberlo hecho antes. Llevo solo 10 días en el reto Metamorfosis III y me siento otra persona. Por primera vez en más de 6 meses, pude hacerles el desayuno y la comida a mis hijos y a mi esposo. Para una persona con hipotiroidismo, esto significa mucho: que tu mente quiera hacer tantas cosas y esté desenchufada de tu cuerpo. Hoy quiero agradecerle al Sr. Quiroga y a su equipo, y también a mi hermana que, prácticamente, me obligó a hacer este cambio. Ahora que sé el camino, si Dios me lo permite, quiero caminar por este estilo de vida. La primera foto es del primer día que empecé el reto y la otra es 10 días después, del día de hoy. Quizás sea difícil apreciar la pérdida de peso en el rostro, pero estoy recuperando mi salud y he bajado kilos y tallas. Lo más importante es mi actitud y mis ganas de vivir. Esas sí se notan. ¡Gracias desde el fondo de mi corazón! ¡Sí se puede!

Hola, mi nombre es Lulu Glez y soy de México. Muchos se preguntan qué hice para verme más joven que hace 5 años, y yo les respondo que solo seguí las indicaciones de esta maravillosa escuela. Con ello, logré, primero que nada, vida; dejé tantos medicamentos que, en lugar de sanarme, me hacían más dependiente… y ahorita no son necesarios en mi vida. Con mucha fuerza de voluntad he logrado hacer cambios en mi alimentación, hacer ejercicio diario y ayunar. Pero también he alimentado mi mente con información científica que amablemente Osvaldo Quiroga nos comparte y que solo es decisión personal seguir al pie de la letra. Hoy les comparto que, al terminar el último reto del año, refuerzo el trabajo realizado en retos anteriores y que cada reto te enseña cosas diferentes. Hoy, tú, que miras mi publicación, no dudes en inscribirte y formar parte de esta gran familia para comprobar tú mismo lo que muchos ya vivimos. No importa si tienes 30, 40, 50 años o crees que esto ya no es para ti. Pruébate a ti mismo que tú solo puedes; aquí están las herramientas. Y tengo 51 años...

Hola, mi nombre es María José Simpson y esta es mi historia. Debuté con diabetes tipo 2 el 27 de mayo de 2021. Llegué con 1093 de azúcar en la sangre y estuve en coma por cuatro días. Los médicos temían lo peor, pero desperté. Estuve 15 días en la clínica y salí con 198 de azúcar en la sangre y con una pancreatitis por cuidar. Me dejaron con una dieta estricta y con cinco raciones de comida diarias. Pesaba 94 kilos y no podía manejar mi vida con cinco colaciones diarias, hasta que encontré esta escuela. Sin decirle a nadie, leí las guías y comencé con las dos semanas de adaptación. Gracias a eso, pude dejar la insulina. La doctora no lo podía creer. Me uní al que sería mi primer reto, luego al segundo y ahora estoy por finalizar el tercero. Mis glicemias dos horas después de almorzar son de 73/98 y a la fecha, peso 74 kilos. He disminuido mucho de busto, cintura y cadera. Aunque últimamente he estado muy cansada, siempre cuido mi alimentación. Mi estado emocional no ha sido bueno, ya que mi padre falleció al comenzar el último reto, pero he logrado mantenerme a raya. A pesar de todo, estoy muy bien con las glicemias. Muchas gracias. Estoy contenta con todo lo logrado en poco tiempo este año. El año pasado, estuve a punto de perder la vida y hoy tengo más vida que nunca.

Hola, mi nombre es María de Lourdes Cortázar Martínez y soy miembro de la Escuela del Cambio de Estilo de Vida. Desde el 18 de septiembre de 2019, he aprendido que la diabetes tipo 2 es reversible. Inicialmente, ingresé a la escuela para ayudar a mi esposo, pero me di cuenta de que yo también necesitaba ayuda. Durante 16 años, sufrí sobrepeso y padecimientos, como un abdomen abultado, estómago inflamado, hernia de hiato, dolor de cabeza, dolor de ciática, dolor en las plantas y piernas, fatiga y cansancio crónico. Todo esto lo consideraba normal, ya que había intentado hacer ejercicio y dietas, pero llegué a un punto en el que me di por vencida, creyendo que era, simplemente, una cuestión de edad. Además, había pasado por varias cirugías, incluyendo una de columna, ligamento cruzado, tibia y peroné, vesícula y otras dos más, lo que me había dejado muy deprimida y sin ganas de nada. Pensé que nunca volvería a ser la deportista llena de vigor que solía ser. Sin embargo, un día me invitaron a la Escuelita del Cambio de Estilo de Vida: la Diabetes Tipo 2 es Reversible. Comencé a ver las guías y videos del Sr. Osvaldo Quiroga y empecé a recopilar información. Decidí hacer mis dos semanas de desintoxicación, y quedé enamorada del cambio de estilo de vida. Me desinflamé de una manera que me pareció imposible, mágica y magnífica. Después, entré en un reto y seguí bajando de talla muy rápidamente, pasando de una XL a una M. Decidí no bajar más de talla y, con todo lo que había aprendido, logré mantenerme. También califiqué para ser un guerrero. Posteriormente, hice un reto carnívoro y ahí es donde me he mantenido. Todos mis padecimientos y mis achaques quedaron en el pasado y volví a ser la mujer activa y vigorosa que solía ser, con una autoestima muy inflada. ¡Lo más importante es que gané mucha salud gracias al Sr. Osvaldo Quiroga y a LA ESCUELITA DEL CAMBIO DE ESTILO DE VIDA: ¡LA DIABETES TIPO 2 ES REVERSIBLE!

Hola, mi nombre es Teodoro Chiaravalloti y soy de Argentina.
Mi historia y testimonio es el siguiente: a la edad de 17 años, me detectaron diabetes tipo 2 y tenía exceso de peso; imaginen: talle de pantalón 52. Desde ese momento comenzó mi drama: comenzó con una dieta estricta, bajé de peso, pero la diabetes no era controlada. Me dieron metformina 500 (una pastilla al día), más diabinese, y la diabetes iba sin control. Duplicaron los medicamentos, análisis una vez por mes, dietas sin sentido. Hasta que, al cumplir los 50 años, me recetaron insulina; primero una vez al día, luego dos veces al día, y mi diabetes seguía sin control. Hasta los 62 años tuve daños en la vista y lesiones en mi pierna derecha. Cansado de los médicos, inicié mi búsqueda por internet. Leí todos los informes y videos existentes de "La diabetes 2 es reversible". Comencé mi diálogo con Don Osvaldo Quiroga y en cuatro meses dejé todos los medicamentos, hasta la insulina. Se corrigió mi lesión en la vista y en mi pierna. Los médicos no se explicaban cómo lo había logrado. Hoy tengo 66 años, trabajo todo el día sin más problema y disfruto mucho de mis ayunos y de mis comidas con grasas buenas. Les comento también que, en el transcurso de estos cuatro años, perdí a mi cuñada con cáncer poliquístico, a mi madre con diabetes y a un hermano. Tengo una hermana que tiene epilepsia y no pude convencerla de que adoptara este estilo de vida y cambio alimentario. Otra hermana con diabetes 2, cuando empezó el cambio, comenzó a adelgazar. La gente le decía que se iba a morir, que estaba muy delgada y tuvo una recaída por el corazón. Fue hospitalizada y deshizo lo que había hecho. Al momento hoy está con problemas de corazón, diabetes y presión alta, y enojada con las personas que la criticaban. Yo sigo adelante con mis ayunos y estoy en el grupo carnívoro. Bueno, este es mi testimonio. Un eterno agradecido a Don Osvaldo Quiroga y sus colaboradores. Abrazo grande.

Mi nombre es Daniela Rodríguez y soy de México, pero vivo en Chicago. Durante 22 años padecí un dolor debajo de mi costilla derecha y casi 40 años de gastritis y de colitis nerviosa. Me realizaron estudios de todo tipo, pero nunca pudieron decirme cuál era la causa del dolor bajo mi costilla. Tampoco pudieron ayudarme a quitar la acidez estomacal; ya casi no podía comer nada, porque tenía la laringe inflamada y me dolía al comer. Así pasaron los años, y los estudios para detectar el problema se incrementaron. Me metieron dos veces en un tubo para ver qué era lo que me aquejaba, pero lo único que me decían era que tenía alguna inflamación, aunque el hígado y la vesícula estaban bien. Me dijeron que todo mi organismo estaba bien y que tenía más colesterol bueno que malo, y que debía hacer ejercicios. Hace cuatro años, en diciembre, me dijeron que no encontraban cómo ayudarme con la acidez, pero me aconsejaron sacarme la vesícula, ya que, según ellos, esta ocasionaba los reflujos y la inflamación. Me operaron y me quitaron la vesícula, pero la situación no cambió, y yo seguía con la acidez y con el dolor debajo de la costilla. En junio de 2021, me diagnosticaron diabetes. Entonces, me propuse recolectar información sobre las causas de la diabetes y me puse en la tarea de buscar en internet médicos que explicaran el origen de la enfermedad, pero ninguno me explicaba nada. Solo me recomendaban consultar con un nutriólogo para que me enseñara lo que debía comer. Los nutriólogos me recomendaban comer papas, arroz, verduras, pescado, pollo, etc. pero, aun siguiendo sus indicaciones, yo seguía igual, así que decidí dejar esos consejos. En agosto del 2021, un señor, miembro del grupo, me comentó sobre este y me dijo que también tenía diabetes y que el grupo era bueno, pero muchas personas no podían seguir las recomendaciones. Entonces, me animé y entré al grupo, y comencé a seguir las indicaciones. Yo soy mexicana, pero vivo en Chicago y viajé a México para iniciar mi cambio, porque en México son más baratos la carne, los huevos y las verduras. A las dos semanas de iniciar, perdí 6 libras, y seguí. La acidez desapareció y, sin notarlo, desapareció también el dolor debajo de la costilla. Antes de volver a Chicago, me hice unos análisis, y todo salió bien. No había rastro de la diabetes, pero tenía *aire*. El gastroenterólogo que me hizo el examen no sabía cuál podría ser la causa, pero yo creo que era una secuela de la alimentación con alto contenido de carbohidratos que llevaba. Hasta hoy, he bajado 36 libras y volví a mi peso normal y sin barriga, pese a los 9 hijos que tuve. Si algún médico me hubiera explicado tal como se explica en el grupo de la escuela del cambio de estilo de vida, creo que no hubiera tenido tantos problemas de salud a lo largo de mi vida.

Mi nombre es Mari Cruz y tengo 42 años. Toda mi vida he sufrido sobrepeso y problemas hormonales. Debido a esto, inicié un cambio de estilo de vida en 2022 y he participado en 2 retos. Comencé para reducir mis problemas de salud. Aunque no tengo un diagnóstico de diabetes, sí tengo hígado graso y piedras en la vesícula. Por eso estoy trabajando en cambiar esto. Hasta el día de hoy, estos han sido mis cambios físicos. Aún me queda un camino por recorrer, pero seguiré porque sé que se puede mejorar y se pueden dejar los viejos hábitos que nos enferman. He logrado reducir 25 kg y varias tallas.

Mi nombre es Minnie Córdova. Mis padres murieron de diabetes: primero, mi papá, al que le dejaron de funcionar sus dos riñones, y falleció. Dos años después, mi mamá sufrió un infarto. La operaron, salió bien de la operación, pero al mes falleció. Fue muy difícil salir de esta tristeza. (Bueno, nunca se supera). Tres meses estuve muy mal. Doctores, y nada. Era una fuerte depresión de tantas pérdidas. Perdí a mi hermano (él solo tenía 31 años) en un accidente de trabajo pero, gracias a Dios, salí adelante. Pasaron 4 años; noté que mi cuerpo cambiaba. Yo siempre fui delgada, pero noté que había empezado a subir de peso. Pero me dije: "Debe ser la edad", y no le presté mucha atención. Llegó la pandemia, y pues dejé de moverme; comía muchos carbohidratos, de los que, la verdad, yo ignoraba lo malos que eran. Un día, comencé a tener mucha hambre; después muchas ganas de orinar, después vista borrosa y por último, un dolor de cabeza. Pero, por la pandemia, no había citas de médicos. Así estuve tres meses. Yo me decía: "¿Qué tendré?". Finalmente, me dieron una cita y me dijeron: "Tienes diabetes; estás a 10.2. Tienes que bajar estos niveles". Pero ni me explicó lo peligroso que era. Me dijo: "Come verduras, pescado y pollo". Estuve como tres o cuatro meses con depresión. Me dije: "Voy a perder la vista, me van a cortar los dedos, me voy a morir joven como mis papás". Porque vi sufrir a mi abuela paterna de la diabetes. Pero después me dije: "No, tengo que estudiar qué es la diabetes", porque la dieta que me pusieron en el hospital no resultaba. Después empecé con los pies: se me hinchaba el tobillo. Yo trabajo de *janitor* y ya no aguantaba: tenía dos turnos". Llegaba con los pies bien hinchados. Esto me deprimía. No podía comer pan, tortilla, tacos. Era también deprimente que no podía comer más cosas que me gustaban, y la dieta de la doctora no funcionaba, y más me deprimía. Las pastillas no me quedaban; me cambiaron el medicamento como tres veces, hasta que una me funcionó. No quería estar tomando pastillas todos los días toda mi vida. Empecé a investigar libros, YouTube; le pedía a Dios que me mostrara a alguien que me pudiera decir qué hacer para cambiar la diabetes. Un día encontré un video y miré los comentarios. Uno decía: "Busquen en Facebook al señor Osvaldo —se leía el nombre de la página de la diabetes—; es reversible y rápido". Me fui a buscar la página, la seguí, me puse a estudiar y entré al reto. Estaba feliz: había llegado al lugar correcto. Cuando terminé el reto, yo estaba ya de 10.2 a 6.0. No lo podía creer. Estaba tan feliz que, donde quiera que fuese, les platicaba mi experiencia, mis cambios.

Soy Nelly, de Chignahuapan, Puebla. En el 2002, mi vida cambió por completo: caí en depresión, empecé a comer todo lo que encontraba y subí de peso cada vez más, y los problemas de salud no tardaron en aparecer. Comencé a tener periodos irregulares, dolores de cabeza, cansancio, flojera y mal humor. En 2017, me diagnosticaron hipotiroidismo, y comencé un tratamiento para este padecimiento y para bajar de peso. Bajé 20 kg en dos meses. Me inyectaban insulina rápida cada ocho días, aunque no tenía problemas de azúcar. A pesar de esto, seguí sintiéndome mal, y volví a subir de peso. Mi médico me dijo que, a los 40 años, entraría en un manicomio si no coordinaba lo que hacía mi cerebro con lo que hacía mi cuerpo. Me asusté y dejé de ir al médico, pero mi cuerpo se acostumbró a la insulina. En 2019, me diagnosticaron diabetes tipo 2 y síndrome de ovario poliquístico, lo que me hizo sentir que el mundo se me venía encima, ya que mis papás y mis tíos son diabéticos y han tenido muchas complicaciones. Decidí cambiar mi estilo de vida, ya que la diabetes tipo 2 es reversible. Vi muchos cambios al cambiar mi alimentación, pero mi familia no estuvo de acuerdo; me criticaron y me sentí triste, por lo que volví a los malos hábitos. Así estuve por mucho tiempo, hasta que me propuse terminar con el pasado e iniciar de nuevo, con el apoyo de mi familia o sin este. En mi penúltima consulta, mi médico me dijo que mi diabetes era progresiva y avanzaba muy rápido. Me dio tanto miedo que decidí que, si moría, no sería por mi negligencia. Terminé un reto excelente, en el que bajé 7,500 kg y dejé los medicamentos por completo, ya que mi glucosa se mantiene entre 96 y 136, mi presión está normal. Ya no me duele la cabeza, no me duelen los huesos y puedo hacer más cosas con mucha más facilidad. Me siento más feliz y agradecida con Dios y con este equipo que me ha dado esperanza de una vida mejor y sin dolor. Soy consciente de que debo ir paso a paso, viviendo un día a la vez, ya que no puedo curar en cinco semanas lo que destruí durante 20 años. Gracias, señor Osvaldo, por todo lo bueno que ha hecho por mí.

Mi nombre es Yolanda Troncoso y soy de Chile. Quiero compartir mi historia. En 1992, me diagnosticaron intolerancia a la glucosa. Desde entonces, seguí las recomendaciones de la nutrióloga y del médico, pero los análisis de hemoglobina glicosilada seguían subiendo: llegaron a 10.9. Esto indicaba que la dieta y los medicamentos no estaban teniendo efectos positivos y mi salud empeoraba cada día, por lo que tuve que empezar a inyectarme insulina. La situación era desesperante y comencé a buscar alternativas para mejorar mi salud. Un día, sentada a la mesa de mi comedor, con la insulina para inyectarme, me puse a llorar y a pensar en alguna cosa que podría hacer. Busqué en internet y encontré este grupo. Me dije a mí misma que no tenía nada que perder, ya que mi situación era muy complicada. El 11 de junio de 2019, comencé a leer y a hacer algunos cambios de manera silenciosa. Un mes después, ya más seriamente y viendo resultados de los cambios, dejé la insulina: ya no la necesitaba. Pasando los días, con muchos cuidados, dejé la metformina y pasé por varios retos que me ayudaron mucho. Hoy en día, mis comidas son una o dos veces al día. Ya han pasado tres años y seis meses desde entonces, y mi vida es otra. No hago dietas, pero llevo un nuevo estilo de vida que me ha ayudado a mejorar mi salud y cambiar mi vida al 100%. El cambio no ha sido fácil, pero mantengo mi salud para mí y para mi familia. Me siento orgullosa de mis logros y de ser un ejemplo para los demás, y de que mi entorno sepa que se puede vivir sin medicamentos y con una mejor salud.

Hola, soy Rebeca Díaz de Veracruz, México. El 30 de agosto de 2020, conocí la Escuela para revertir la diabetes gracias a mi primo, quien me habló de esta durante una videollamada. Me llamaron la atención su aspecto y los kilos que había perdido, así que me inscribí y leí todas las guías. A pesar de tener 56 años, 96 kg, diabetes, hipertensión, hipotiroidismo, artritis y un problema en la columna, decidí empezar ese mismo día. A los tres días noté un cambio; disminuyeron mis dolores y recuperé la movilidad en mis dedos. Bajé 6 kg en la primera semana, y mi energía aumentó. Actualmente, peso 74 kg; me han dado de alta por mi diabetes y por mi hipertensión, y no necesito analgésicos. Continúo con mis ejercicios diarios de 45 min a una hora y trato de llevar una alimentación saludable, aunque a veces es difícil por la familia. Solo tomo medicamento para la tiroides y practico ayuno según mi actividad. Agradezco mucho a la Escuela por su labor de ayudar a personas con diferentes enfermedades. Dios los bendiga y, si yo pude, ustedes también pueden. ¡Mil gracias!

Hola, mi nombre es Patty Cortes y soy mexicana, aunque actualmente vivo en Estados Unidos. Me diagnosticaron diabetes tipo 2 en el 2008, con niveles de glucosa en el rango de 450/480. Además, tenía colesterol alto y triglicéridos elevados, presión arterial alta, problemas de visión, sobrepeso, hernias abdominales, entumecimiento en los pies y las yemas de los dedos de las manos, inflamación y dolor en las articulaciones, cansancio, desgano y una vida sexual mínima. Para tratar mi condición, me inyectaba 50 unidades de insulina abasaglar al día; tomaba simvastatina de 40 mg para controlar el colesterol, lisinopril de 10 y metformina de 1000, además de otros remedios caseros y ejercicios, aunque no los suficientes ni los adecuados. Sin embargo, al no obtener los resultados que buscaba, cansada y desmotivada, decidí hacer un cambio en mi estilo de vida gracias a la maravillosa escuela liderada por el Sr. Osvaldo Quiroga. La diabetes tipo 2 es reversible, y el Sr. Quiroga nos compartió su conocimiento a través de sus guías. Aunque esto implicó mucho trabajo, esfuerzo, dedicación y fortaleza, logré superar la enfermedad sin medicamentos en más de tres años, y ahora disfruto de una visión 20/20 después de una cirugía ocular, así como una mejor salud general sin necesidad de medicación. Todo esto gracias a 1 h y 45 min de ejercicio diario y a una alimentación adecuada, dejando atrás los malos hábitos alimentarios y el sedentarismo. Incluso logré superar el COVID-19 en apenas 2 meses, experimentando solo síntomas leves, que desaparecieron en una semana sin complicaciones. Además, quiero compartir la historia de mi hermana, Queta Cortes, quien fue intervenida quirúrgicamente de manera sorpresiva en febrero por un cáncer cerebral terminal en etapa 4, para el cual le dieron solo tres meses de vida. Ella recibió tratamiento de radiación durante semanas y, gracias a su cambio de alimentación, pudo mejorar su memoria y su estado de ánimo, lograr resultados negativos a las células cancerígenas en solo un año. Hoy en día, sus doctores confirman que no hay células cancerosas, y estamos muy agradecidos por su vida. En resumen, estoy feliz y agradecida por mi cambio de vida y el regalo de vida de mi hermana. Gracias a la escuela gratuita liderada por el Sr. Quiroga, pude lograr una mejor salud y bienestar, y espero que mi testimonio sirva de inspiración para otras personas que también luchan contra enfermedades crónicas.

Mi nombre es Cirila Mota Aguilar; tengo 54 años y soy de Hidalgo, México. Quiero compartir que encontré la Escuela del Cambio de Estilo de Vida mientras buscaba información para ayudar a un familiar enfermo de diabetes. Al unirme al grupo, empecé a leer la información, y descubrí que también yo tenía resistencia a la insulina. El 1 de junio de 2020, comencé el reto Metamorfosis V, y lo seguí fielmente. Para mi sorpresa, en las cinco semanas que duró el reto, perdí peso, algo que había luchado por conseguir durante 30 años debido a mi obesidad. Pesaba 92 kg y medía 1,54 m. A lo largo de mi vida había seguido varias dietas que me ayudaban a perder peso temporalmente, pero siempre terminaba recuperando el peso perdido. Después de dos años y seis meses en la escuela, mantengo un peso saludable de 70 kg y he experimentado enormes cambios en mi salud, tanto físicos como emocionales. Ya no siento dolor en las rodillas, el rechinido de las articulaciones o el hormigueo en los brazos, y tengo mucha energía. Las personas a mi alrededor notan los cambios, pero lo más importante es que yo los siento. Estos cambios no hubieran sido posibles sin la invaluable guía del Sr. Osvaldo Quiroga, el apoyo de sus colaboradores, mi amor propio, mi fuerza de voluntad y mi disciplina.

Mi nombre es Susana Rubio; soy argentina y tengo 74 años. El 9 de febrero de 2019, encontré esta increíble escuela por casualidad en mi Facebook. En ese momento, tenía algunas enfermedades metabólicas y, a pesar de estar tomando remedios, estos nunca remediaron nada durante 15 años. Decidí entrar al grupo para ver de qué se trataba. La información que encontré me pareció muy natural y coherente, así que decidí probar el cambio, ya que no perdía nada al intentarlo, pero podía ganar salud. Al principio, me costó un poco cambiar la alimentación, pero después se me hizo más fácil. Claro que, al seguir informándome, aprendí que los carbohidratos son terriblemente adictivos. Entonces, entendí que mi lucha era contra una adicción que fui alimentando toda mi vida. A los tres meses había adelgazado; la ropa me quedaba suelta y noté que tenía una energía que no entendía. Decidí, cerca de los cuatro meses, ir a ver a mi doctora. Me ordenó estudios, por los que nos enteramos de que ya no tenía diabetes tipo 2, ni hipertensión, y de que mi hemoglobina glicosilada (control de tiroides) había bajado bastante. Todos los resultados indicaban que estaba mejorando notablemente. Ese día dejé de tomar metformina, glimepirida y el remedio para la presión, que también era diurético. Al entrar al grupo, pesaba alrededor de 84-85 kg y ahora peso 56 kg. Mi realidad es hoy totalmente distinta, ya que ya no tengo hipotiroidismo, aunque por precaución tengo que ir bajando muy de a poco la medicación porque es muy difícil dejarla. Pero ya no tengo la enfermedad. Peso 56 kg y voy al gimnasio para complementar mi cuerpo de manera correcta con los 3 pilares de esta escuela: alimentación, ejercicio físico y ayuno cuando estemos preparados para hacerlo. Me olvidaba decirles que tengo 74 años y, de todos modos, nada me impidió mejorar la salud que hoy disfruto. No bajen los brazos, no se rindan;

esta escuela maravillosa es lo mejor que nos pasó en la vida. Sé que no es fácil al principio, pero recuerden que, con amor propio, actitud positiva y voluntad inquebrantable, nada es imposible. Ámense mucho; sean su prioridad. Den ejemplo de vida a su gente y vayan siempre por más. Desde mi hermosa Argentina, les recuerdo que, cuando miren hacia atrás, esto solo sea para ver lo lejos que llegaron. Vamos siempre para adelante que, en esta escuela, ¡sí se puede!

Mi nombre es Judi Mijes y acabo de terminar el reto que nos propuso, lo cual me permitió amarme un poco más. Después de haber dado a luz a mi segundo hijo, decidí colocarme un anticonceptivo en el brazo, ya que en ese momento no quería más hijos. Esto provocó un cambio muy desfavorable en mi cuerpo; no tuve un período menstrual en casi cuatro años y subí mucho de peso. Intenté hacer ejercicio, comer saludable y muchas otras cosas, pero no podía bajar de peso. Me quité el anticonceptivo, y me sentí un poco mejor pero, aun así, no lograba perder peso. Llegué a pesar 255 libras a los 30 años y no lograba bajar. Ahora, a mis 32 años, gracias al reto que acabo de terminar, logré bajar 25 libras y me siento muy emocionada por lo que he logrado. Aprendí mucho sobre mi cuerpo: lo que pensaba que estaba bien y lo que pensaba que estaba mal. Muchas gracias por este aprendizaje y espero con ansias el nuevo reto.

Hola, soy Luis de Honduras; tengo 40 años. Estoy haciendo una recopilación cronológica de cómo me sentía hace cuatro años antes de aplicar las directrices y conocimientos que el señor Quiroga ofrece, en esta nueva escuela de cambio, sin ningún tipo de interés ni cobro alguno. Hizo que mejoraran personas como yo, que habíamos visitado a los mejores nutricionistas y aplicado modelos alimentarios que solo nos trajeron gastos exorbitantes de dinero, sin ningún efecto positivo.

En conclusión, nuestra pirámide alimentaria, alta en grasas y baja en carbohidratos, me ha regalado diez años de vida extra, ya que mis células viejas murieron implementando los ayunos, y el ejercicio y la buena hidratación hacen que tengamos una nueva oportunidad y calidad de vida. No sufría de enfermedades metabólicas, pero sí tenía un sobrepeso significativo. Gracias a Dios, dejé de ser prisionero de ese cuerpo que no era mío y puedo disfrutar más de una vida sana, junto a mi familia.

Mi nombre es Eladia Ordoñes. Conocí este grupo por insistencia de mi sobrina. Para mí, era cómodo comer lo que quisiera y tomar medicamentos para el colesterol, la presión arterial alta, el hipotiroidismo, y otras enfermedades asociadas a la edad. Lo que me convenció fue el hecho de que logré bajar de peso después de varios intentos con dietistas y remedios que tuvieron poco efecto, y que tuvieron efectos secundarios. Empecé a leer la información en las guías y luego entré al primer reto. En la primera semana, bajé 2 kg y luego varias tallas. Me sorprendió lo bien que me estaba sintiendo, y mi médico también se sorprendió al ver los resultados de mis análisis de laboratorio. Estoy muy convencida de que este estilo de vida que nos sugieren en esta escuela es lo mejor que me ha pasado. Gracias, Sr. Osvaldo, por su aporte a la salud en un mundo tan lleno de desinformación. También agradezco a sus colaboradores y al grupo de guerreros por sus testimonios que nos motivan.

Mi nombre es Magnolia Carrasco y soy de República Dominicana. En 2017 tenía sobrepeso y, en diciembre de 2020, entré a la Escuela pesando 86 kg y midiendo 1,50 m. Tenía grasa en el hígado, era prediabética y tenía presión arterial alta. En la actualidad he bajado 14 kg; ya no tomo metformina ni medicamentos para controlar la presión y tampoco tengo hígado graso. Continúo con mi cambio de estilo de vida gracias a este equipo liderado por el señor Osvaldo Quiroga.

Hola, mi nombre es Elizabeth Machuca. Quiero compartir mi testimonio con todos ustedes. Hoy cumplo cuatro años de pertenecer a esta gran escuela virtual mundial. Durante ocho años padecí diabetes y me sentía muy triste y preocupada por mi enfermedad. Medía la glucosa en ayunas y antes de dormir, pero nunca bajaba de 250, lo que me hacía sentir aun peor. Tomaba ocho pastillas por día: dos de metformina 850, una para los nervios (porque mi diabetólogo decía que mi diabetes era nerviosa), una para el corazón, una para la presión arterial, una para la tiroides, una para el colesterol y otra para los triglicéridos. Ya no podía más.

Un día amanecí con mi glucosa en 350 y fui a ver a mi doctor. Él me dijo que me daría una metformina más por 15 días y que, si no bajaba, tendría que mandarme insulina. Me levanté, y le golpeé el escritorio. Le dije que no quería ni metformina ni insulina, que me iría y volvería en tres meses. Llegué a casa llorando, y mi esposo me preguntó qué había pasado. Le conté todo y me preguntó qué iba a hacer. Yo no sabía qué hacer.

Soy una persona a la que, desde que me enfermé, le gusta leer sobre la diabetes. Ingresé a mi Facebook y un amigo de un grupo dijo que dejara de tomar yuyos para la diabetes e ingresara a este grupo. Lo hice, y comencé a leer. Me convencí de que esto era para mí. Le dije a mi esposo que, si me ayudaba a lograrlo, lo haría. Hicimos el reto durante 35 días. En ese entonces, teníamos que leer y hacer las dos semanas de adaptación y luego los ayunos solos; nadie nos guiaba. Concluimos y comencé a ser la persona más feliz al ver cómo mi glucosa bajaba día a día.

Fui a ver a mi doctor y le pedí un análisis completo. Burlándose, me dijo que seguramente tenía más de 300. Le pedí que me dijera cuál era mi hemoglobina glicosilada al iniciar. Revisó mi historia clínica y me dijo que era de 10.9%. Le pregunté por qué nunca me había hablado de esos resultados, y no me contestó. Pasaron dos días, y retiré mis estudios. Le dije que no tomaba medicamentos y que mi cambio de alimentación había sido la clave.

Mi doctor no lo aceptó y me dijo que estaba loca. Desde ese día, me despedí de él y nunca más lo vi. Me quedé solamente con mi cardiólogo, que está de acuerdo con mi nuevo estilo de vida porque también dejé las pastillas para el corazón. Sin embargo, no estaba convencido y me hizo un seguimiento por tres años hasta noviembre del año pasado, cuando me hizo los últimos análisis. Estos salieron perfectos.

En este momento, soy la persona más feliz. Agradezco a Osvaldo Quiroga por haber creado esta gran escuela y por enseñarnos a vivir sanos por el resto de nuestra vida. Les comparto fotos de cómo estaba cuando inicié y de cómo estoy ahora, así como mis últimos análisis realizados hace cuatro meses. Me hago estudios cada seis meses.

Hola mi nombre es Vero Ontillo y soy de Monterrey, México. Les comparto mi testimonio y agradecimiento al Sr. Quiroga y su equipo por haber creado esta bendita escuela que nos cambia la vida. Inicié mi primer reto en junio del presente año después de haber sufrido una crisis hipertensiva y una glucosa de 268 mg/dl debido al estrés por no poder controlar la presión a pesar del medicamento. Mis pies estaban edematizados, y ni siquiera descansando lograba reducir el edema. Me armé de valor y fuerza de voluntad e inicié mi cambio de estilo de vida. Logré que la glucosa bajara a 86 mg/dl al tercer día del reto. Mis laboratorios, en julio, mostraron una glucosa en 89 mg/dl y una hemoglobina glucosilada en 4.5. Hoy en día, en mi tercer reto, he perdido 8 kg, y mis últimos laboratorios muestran una glucosa de 109 mg/dl y una hemoglobina glucosilada de 5.1. Mi colesterol, triglicéridos y PFH están en niveles normales, gracias a Dios y al Sr. Quiroga y su equipo, que comparten sus conocimientos para revertir nuestras enfermedades metabólicas y tener una mejor calidad de vida. Dios los bendiga. Si yo pude, todos pueden.

Hola, soy Mhemo y vivo en México. Ingresé a la Escuela del Cambio de Estilo de Vida el 21 de octubre de 2019. Hoy celebro los primeros tres años de mi ingreso y estoy totalmente agradecido a la Escuela para el Cambio de Estilo de Vida. Bajé un total de 16 kg de exceso de peso en dos retos consecutivos de Metamorfosis; revertí la diabetes tipo 2 a rangos normales, eliminé calambres, entumecimientos en manos, brazos, piernas y cabeza. También eliminé mareos al acostarme y al levantarme, mejoré mi autoestima, tengo mejor memoria, eliminé ansiedades, mejoró mi carácter y duermo y descanso mejor. Disfruto todo lo que hago y también lo que no hago; elijo mejores opciones y decisiones. Sigo aprendiendo día a día y disfruto ejercitarme y cuidar mi alimentación con la información que nos otorga Osvaldo Quiroga a todas las personas que estamos en la Escuela del Cambio de Estilo de Vida, sin distinción de ninguna índole.

Desde que ingresé a la Escuela para el Cambio de Estilo de Vida, no he tenido que cambiar mi graduación de lentes. Estrené camisas de talla 40 a talla 36, pantalones de talla 33 a talla 28 y ropa interior. Les comento que la doctora que me atiende estaba a punto de darme medicamentos para la diabetes tipo 2; le pedí que esperara, que ya iba a cambiar mi alimentación e iba a ejercitarme. Ella aceptó mi reto. En mi caso, no tuve que tomar medicamentos para la diabetes tipo 2. Actualmente, disfruto todo lo que realizo con mucho gusto y satisfacción y, como muchas personas del grupo, también revertí la diabetes tipo 2, entre otras enfermedades metabólicas. Gracias al Sr. ciudadano del mundo Osvaldo Quiroga, creador y fundador de la Escuela para el Cambio de Estilo de Vida ("La diabetes tipo 2 es reversible"), porque recuperé mi salud y bienestar, y aprendí cómo hacer el cambio de estilo de vida siguiendo las indicaciones al pie de la letra que se encuentran en las guías y videos para revertir las enfermedades metabólicas como la obesidad y la diabetes tipo 2, entre otras. Aquí aprendí que yo soy responsable de cuidar mi salud, y comprobé que sí se puede estar mejor en salud.

PLAN DE INICIO PARA EL CAMBIO DE ESTILO DE VIDA

Si estás interesado en intentar realizar el cambio de estilo de vida, aquí te doy la información de cómo hacerlo de acuerdo con el programa de cinco semanas. El plan es muy sencillo, y es importante entender que este será el plan para el inicio de tu nuevo estilo de vida. Un estilo de vida es la forma de vivir que debe tener la finalidad de conservarlo por el resto de tus días. Como dijimos anteriormente, la base de nuestra alimentación en el estilo de vida del guerrero es de origen animal y los vegetales que son exclusivamente *vegetales sin almidones* son un complemento. Nosotros no damos ningún tipo de propiedad milagrosa a ningún tipo de alimento. En nuestra alimentación, también consumimos vísceras de los animales como hígado, riñones, corazón, etc.

Desayuno

2 o 3 huevos como te gusten: pasados, fritos o revueltos. Adicionar mayonesa para aumentar el consumo de grasa.
Para beber, té, café o mate sin azúcar.

Almuerzo

Carne de cualquier tipo, incluidos los pescados. Las carnes y los pescados pueden ser asados, fritos o cocidos de acuerdo con tus preferencias con los vegetales sin almidón o las verduras de hoja verde que crecen por encima de la tierra, como el aguacate, pepino, coliflor, coles de Bruselas, col (repollo), brócoli, espárrago, repollo, tomate, cebolla, nopal, lechuga, berenjena, calabacines (zapallito, squash, zucchini, etc.), calabaza, perejil, alcachofa, tomates, morrón (ají, pimiento), acelgas, ajo, rúcula, y aderezas con aceite de oliva y vinagre de manzana.

No es necesario tener todos los vegetales: los que tengas a la mano serán suficientes. Pero las carnes y las grasas son indispensables.

Cena

Es similar al contenido de los ingredientes del almuerzo o comida.

Si tienes hambre entre las comidas, come un huevo.

Para beber, agua, agua con gas, té, café o mate sin azúcar ni edulcorantes de ninguna clase.

Es importante destacar que la lista de los ingredientes de las comidas para el almuerzo y para la cena son similares, pero cada uno puede combinar los ingredientes para hacer sus comidas muy deliciosas. Nosotros NO damos ninguna receta porque cada uno puede crear sus recetas o copiar recetas que contengan los ingredientes de nuestra lista.

En cuanto a los ejercicios, se deben hacer TODOS los días durante al menos 40 min. Cualquier tipo de ejercicio cuenta, incluyendo caminatas pero, si es posible, se recomienda hacer ejercicios de fuerza y ejercicios de intervalos de alta intensidad.

El plan dura cinco semanas, lo cual significa que la alimentación y el ejercicio son los mismos. En la tercera semana, puedes incluir un ayuno de 16/8 y dejar de tomar el desayuno, por ejemplo, y hacerlo los siete días de la semana. En la cuarta semana, aumentas el ayuno a 20/4 y haces un ayuno de 20 h por 7 días. Finalmente, en la quinta semana, se come una sola comida al día y se puede agregar un ayuno de hasta 72 h.

Alerta: Si te inyectas insulina, debes reducir las dosis y estar alerta a los cambios. Nosotros recomendamos reducir gradualmente en la medida en que los niveles de glucosa bajan. Si conservas la misma dosis de insulina y cambias de alimentación, corres el riesgo de hipoglucemia.

Reduce la cantidad de las medicinas, excepto la metformina. Lo más apropiado es hacer el cambio bajo la supervisión de un médico o personal de la salud.

Si quieren ver resultados, deben seguir el plan al pie de la letra.

Recomendaciones

La disminución de carbohidratos en la alimentación puede causar deshidratación, pero no se puede resolver simplemente tomando más agua. En cambio, se deben reponer los electrolitos que se pierden con la orina. Los síntomas que se pueden experimentar son dolores musculares, espasmos, debilidad, inquietud, ansiedad, dolor de cabeza, sed, insomnio, fiebre, palpitaciones, latidos irregulares, indigestión, calambres, estreñimiento, diarrea, confusión, dificultades de concentración, dolor en las articulaciones, cambios en la presión arterial, fatiga y mareos. Para solucionar estos problemas, es importante reponer los electrolitos tomando agua con sal, magnesio y bicarbonato de sodio. Se recomienda tomar media cucharadita de sal del Himalaya en un vaso con agua o media cucharadita de bicarbonato en un vaso con agua. Además, se puede comprar cloruro de magnesio o citrato de magnesio para tomar antes de acostarse.

Una de las preguntas muy comunes cuando se habla de la alimentación baja en carbohidratos y alta en grasas es respecto de la vesícula biliar. Muchos dicen que no tienen vesícula y, por lo tanto, no pueden comer grasas.

Es importante destacar que, a pesar de no tener vesícula biliar, las personas, aun así, pueden seguir una alimentación baja en carbohidratos y alta en grasas. El hígado es capaz de producir la bilis necesaria para digerir las grasas, y la bilis que se encuentra en el intestino delgado también puede ser utilizada para este propósito. En la Escuela del Cambio de Estilo de Vida, hay muchos miembros que han hecho el cambio sin tener vesícula y han obtenido buenos resultados. Por lo tanto, no es un obstáculo para seguir este tipo de alimentación, aunque en algunos casos se requiere un pequeño tiempo de adaptación (suelen ser uno días).

Por último, el plan se sigue al pie de la letra y no se cambia ni adiciona nada. Nuestro lema es "¡LO TOMAS O LO DEJAS!".

Para tener la oportunidad de hacer el reto con una guía diaria, te invito a ser miembro de la escuela del cambio de estilo de vida en Facebook, y así podrás tener acceso a toda nuestra información de manera gratuita.

La dirección es:

https://www.facebook.com/groups/233046957222216

BIBLIOGRAFÍA

ADA, A. A. (s.f.).

Alex Valenzuela, M. (1 de junio de 2016). "Ácido úrico ¿un nuevo factor contribuyente al desarrollo de obesidad?" Obtenido de *Revista chilena de nutrición*: http://dx.doi.org/10.4067/S0717-75182016000300011

Alice, C., Heather, L., & Powell, T. (14 de octubre de 2020). "Nutrition: Science and Everyday Application". Obtenido de https://openoregon.pressbooks.pub/nutritionscience/chapter/5d-digestion-absorption-lipids/

Andrew Reynolds, J. M. (10 de enero de 2019). "Carbohydrate quality and human health: a series of systematic reviews and meta-analyses". Obtenido de *Lancet*: https://www.thelancet.com/journals/lancet/article/PIIS0140-6736(18)31809-9/fulltext

Arnason TG, B. M. (15 de abril de 2017). "Effects of intermittent fasting on health markers in those with Type 2 diabetes: A pilot study". Obtenido de *World journal of diabetes*: https://doi.org/10.4239/wjd.v8.i4.154

Arnason, T. G. (15 de abril de 2017). "Effects of intermittent fasting on health markers in those with type 2 diabetes: A pilot study". Obtenido de *World journal of diabetes*: https://pubmed.ncbi.nlm.nih.gov/28465792/

Babraj, J. A. (2014). "Extremely short duration high intensity interval training substantially improves insulin action in young healthy males". *BMC Endocrine Disorders*, 1-7.

Bebel, E. (1 de junio de 2011). "Diabetes Forecast". Obtenido de diabetesforecast.org: http://www.diabetesforecast.org/2011/jun/understanding-insulin-resistance.html

Beltramo, E. M. (5 de junio de 2021). "Thiamine and diabetes: back to the future?". Obtenido de https://link.springer.com/: https://link.springer.com/article/10.1007%2Fs00592-021-01752-4

Bender, D. A. (2008). *Introduction to Nutrition and Metabolism, Forth edition* (Forth ed.). (T. &. Group, Ed.) Boca Ratón, London, New York: CRC Press.

Berlin Packaging. (11 de marzo de 2010). "Historia de la conservación". Obtenido de https://www.berlinpackaging.eu/: https://www.berlinpackaging.eu/es/blog/historia-de-la-conservacion/#:~:text=El%20conservante%20que%20revolucion%C3%B3%20las,todos%20los%20pa%C3%ADses%20que%20ocupan.

Berry, J. (21 de enero de 2019). "What to know about essential amino acids". Obtenido de Medical news today: https://www.medicalnewstoday.com/articles/324229#incorporating-essential-amino-acids-into-the-diet

Biga, L. M., Dawson, S., Harwell, A., Hopkins, R., Kaufmann, J., LeMaster, M., Runyeon, a. J. (26 de septiembre de 2019). *Anatomy & Physiology*. Obtenido de Oregon State University: https://open.oregonstate. education/aandp/

Bikman, B. (2020). *Why We Get Sick. Dallas*, TX 75231: BenBella Books, Inc.

Børsheim, E., & Bui, Q. (2020). "Amino acid nutrition and muscle protein synthesis: an update". *Journal of the International Society of Sports Nutrition*, 1-14.

Boucher, J. K. (6 de enero de 2014). "Insulin receptor signaling in normal and insulin-resistant states". *Cold Spring Harbor perspectives in biology*.

Britannica. (10 de marzo de 2010). "Glycogenesis". Obtenido de Encyclopedia Britannica: https://www.britannica.com/science/glycogenesis

Britannica. (15 de septiembre de 2022). *T. Editors of Encyclopaedia*. Obtenido de https://www.britannica.com/topic/fasting

Cahill Jr, G. F. (2006). "Fuel metabolism in starvation". *Annual review of nutrition*, 26, 1-22.

Carmichael, R. W. (24 de abril de 2019). "Insulin-dependent GLUT4 trafficking is not regulated by protein SUMOylation in L6 myocytes". Obtenido de Sci Rep 9: https://doi.org/10.1038/s41598-019-42574-3

CDC,Centers for Disease Control and prevention. (s.f.). "Centers for Disease Control and prevention". Obtenido de cdc.goc: https://www.cdc.gov/diabetes/basics/prediabetes.html

CE, E. (2118). "Micronutrient deficiency, a novel nutritional risk factor for insulin resistance and Syndrom X". *Arch Food Nutr Sci*, 016-030.

Cena, H. &. (27 de enero de 2020). *National Library of Medicine*. Obtenido de https://www.ncbi.nlm.nih.gov/pmc/articles/PMC7071223/

Center for food safety. (2022). "About genetically engineered foods". Obtenido de GE foods: https://www.center-forfoodsafety.org/issues/311/ge-foods/about-ge-foods

Chadt, A. &.-H. (26 de enero de 2022). "Glucose transporters in adipose tissue, liver, and skeletal muscle in metabolic health and disease". Obtenido de European journal of physiology, 472(9): https://link.springer.com/article/10.1007/s00424-020-02417-x

Choi, I. Y. (2019). "Impact of intermittent fasting on health and disease processes in aging". *Trends in Endocrinology & Metabolism*, 829-841.

Citlaly Gutiérrez-Rodelo, A. R.-G.-R. (2017). "Mecanismos Moleculares de la Resistencia a la insulina:una actualización". *Gaceta Médica de Mexico*, págs. 153:214-228.

CLD. (2022). *Resumen para los responsables de la adopción de decisiones. Perspectiva global de la Tierra.* Segunda edición. Bonn: Convención de las Naciones Unidas de Lucha contra la Desertificación.

cocina., U. b. (2014 de octubre de 2014). "Napoleón y las conservas de alimentos, el inicio militar de un avance científico-tecnológico". Obtenido de *Una bióloga en la cocina*: https://unabiologaenlacocina.wordpress.com/2014/10/15/napoleon-y-las-conservas-de-alimentos-el-inicio-militar-de-un-avance-cientifico-tecnologico/

Curely, J. C. (s.f.). *Colorado state university.* Obtenido de https://extension.colostate.edu/: https://extension.colostate.edu/docs/pubs/foodnut/09312.pdf

de la Monte, S. M. (2008). "Alzheimer's disease is type 3 diabetes-evidence reviewed". *Journal of diabetes science and technology*, 1101-1113.

Del Prato. (Octubre de 1994). "Effect of sustained physiologic hyperinsulinemia and hyperglycemia on insulin secretion and insulin sensitivity in man". *Diabetología*, págs. 37(10): 1025–1035.

Department of agriculture, U. (12 de septiembre de 2022). "Adoption of Genetically Engineered Crops in the U.S. Recent Trends in GE Adoption". Obtenido de USDA: https://www.ers.usda.gov/data-products/adoption-of-genetically-engineered-crops-in-the-u-s/recent-trends-in-ge-adoption/

Dholariya SJ, O. J. (17 de octubre de 2022). "Biochemistry, Fructose Metabolism". Obtenido de StatPearls [Internet]: https://www.ncbi.nlm.nih.gov/books/NBK576428/

Di Biase, S. L. (2016). "Fasting-mimicking diet reduces HO-1 to promote T cell-mediated tumor cytotoxicity". *Cancer cell*, 136-146.

Diana P. Díaz Hernandez, L. C. (septiembre de 2002). "¿Cómo se transporta la glucosa a través de la membrana celular?". Obtenido de IATREIA / VOL 15/N.o 3: http://www.scielo.org.co/pdf/iat/v15n3/v15n3a4.pdf

Dorffner, G. B. (2019). "Intermittent fasting in breast cancer survivors and other patient groups: a review". *Breast Care, 14(2)*, 71-75.

Dr Jason Fung. (17 de diciembre de 2016). "Diet Doctor". Obtenido de A new paradigm of insulin resistance: https://www.dietdoctor.com/new-paradigm-insulin-resistance

Duk-Hee Kang, T. N. (2022). *Fructose: a lipogenic nutrient implicated in metabolic syndrome and chronic kidney disease,*. (S. G.-Z. Joel D. Kopple, Ed.). Obtenido de

Nutritional Management of Renal Disease (Fourth Edition): https://doi.org/10.1016/B978-0-12-818540-7.00044-6.

Elena Martínez de Cestafe Elorza. (3 de septiembre de 2021). "Plomo, arsénico y alumbre: los aditivos de la comida victoriana que eran puro veneno". *rtve, Cocina.*

Elizabeth, L., Machado, P., Zinöcker, M., Baker, P., & Lawrence, M. (30 de junio de 2020). "Ultra-Processed Foods and Health Outcomes: A Narrative Review". Obtenido de Nutrients: https://doi.org/10.3390/nu12071955

Enciclopedia Médica. (28 de octubre de 2022). *Biblioteca Nacional de Medicina,NIH.* Obtenido de MedicinePlus: https://medlineplus.gov/spanish/ency/article/002237.htm#:~:text=Es%20un%20l%C3%ADquido%20que%20es,a%20trav%C3%A9s%20del%20tracto%20digestivo.

FAO. (1997). "Grasas y aceites en la nutrición humana". Obtenido de Consulta FAO/OMS de expertos. (Estudio FAO Alimentación y Nutrición - 57): https://www.fao.org/3/v4700s/v4700s00.htm

FAO. (2017). "The future of food and agriculture-Trends and challenges". Obtenido de fao.org: https://www.fao.org/3/i6583e/i6583e.pdf

FAO. (2022). "Agricultural production statistics 2000-2020". Obtenido de FAOSTAT ANALYTICAL BRIEF 41: https://www.fao.org/3/cb9180en/cb9180en.pdf

Federica Conte, N. v. (8 de agosto de 2021). "Galactose in human metabolism, glycosylation and congenital metabolic diseases: Time for a closer look". Obtenido de Biochimica et Biophysica Acta (BBA): https://doi.org/10.1016/j.bbagen.2021.129898.

Ferrannini, E. (2019). "Ketones and lactate: the metabolic language of the brain during exercise". *Journal of Physiology, 597(2),*, 463-475.

Frayn, K. N. (Septiembre de 2022). *Understanding Human Metabolism.* Oxford: University of Oxford, Emeritus.

Freed D.L. (17 de abril de 1999). "Do dietary lectins cause disease?". 3. *BMJ (Clinical research ed.),* págs. 1023-1024.

Fung, J. (2016). *The Complete Guide to Fasting.* Victory Belt Publishing.

Fung, J., & Ramos, A. (2018). *The Diabetes Code.* Greystone Books.

G. L. J. Page, D. L. (12 de mayo de 2011). *The international journal of clinical practice.* Obtenido de Wiley Online Library: https://onlinelibrary.wiley.com/doi/10.1111/j.1742-1241.2011.02680.x

Galochkina, T. N. (30 de enero de 2019). "New insights into GluT1 mechanics during glucose transfer". Obtenido de Sci Rep 9: https://doi.org/10.1038/s41598-018-37367-z

Ganesan, K. H. (9 de julio de 2019). "Intermittent fasting: The choice for a healthier lifestyle". Obtenido de Cureus: https://doi.org/10.7759/cureus.2947

Gannon, M. C., & Nutfall, F. Q. (2010). "Amino acids and proteins". En *Biochemistry of Human Nutrition* (págs. 25-46). Amsterdam, Netherlands: Elsevier.

García-allen., J. (12 de abril de 2017). "Tabla de aminoácidos: funciones, tipos y características". Obtenido de Psicología y mente: https://psicologiaymente.com/neurociencias/tabla-de-aminoacidos

Gerardo Blancas-Flores, J. C.-P.-R.-A.-M. (2010). "La obesidad como un proceso inflamatorio". *Boletín médico del Hospital Infantil de México*, 88-97. Obtenido de http://www.scielo.org.mx/scielo.php?script=sci_arttext&pid=S1665-11462010000200002

Gillen, J. B. (26 de abril de 2016). *Twelve weeks of sprint interval training improves indices of cardiometabolic health similar to traditional endurance training despite a five-fold lower exercise volume and time commitment.* Obtenido de PLOS ONE: https://doi.org/10.1371/journal.pone.0154075

Gomes Gonçalves N, V. F. (5 de diciembre de 2022). "Association Between Consumption of Ultraprocessed Foods and Cognitive Decline". Obtenido de JAMA Neurology: https://jamanetwork.com/journals/jamaneurology/article-abstract/2799140

Gropper, S. S. (2018). *Advanced nutrition and human metabolism.* Boston: Cengage learning.

Gross, K. C. (1991). "Fruits and vegetables are a source of galactose: implications in planning the diets of patients with galactosaemia". Obtenido de *Journal of inherited metabolic disease*, 14(2), 253–258.: https://doi.org/10.1007/BF01800599

Grube N, G. H. (22 de enero de 2021). "Human Diet Evolution: Meat, Fire, and Tapeworms". Obtenido de Frontiers for Young Minds: https://kids.frontiersin.org/articles/10.3389/frym.2020.555342

H., W. D. (Enero de 2009). "Four grams of glucose". Obtenido de American journal of physiology. Endocrinology and metabolism, 296(1), E11–E21.: https://doi.org/10.1152/ajpendo.90563.2008

Hallberg, S. J. (7 de febrero de 2018). "Effectiveness and Safety of a Novel Care Model for the Management of Type 2 Diabetes at 1 Year: An Open-Label,

Non-Randomized, Controlled Study". Obtenido de Diabetes therapy : research, treatment and education of diabetes and related disorders: https://doi.org/10.1007/s13300-018-0373-9

Han, H. K. (11 de marzo de 2016). "Regulation of glucose metabolism from a liver-centric perspective". Obtenido de Exp Mol Med 48: https://doi.org/10.1038/emm.2015.122

Harari, Y. N. (2015). En Y. N. Harari, *Sapiens: A Brief History of Humankind* (pág. 108). London: HarperCollins Publishers.

Harrar, S. (1 de octubre de 2018). "Endocrineweb". Obtenido de endocrineweb.com: https://www.endocrineweb.com/conditions/type-2-diabetes/insulin-resistance-causes-symptoms

Harris, L., Hamilton, S., Azevedo, L. B., Olajide, J., De Brún, C. W., Whittaker, V. S., Hankey, C. E. (Febrero de 2018). "Intermittent fasting interventions for treatment of overweight and obesity in adults: a systematic review and meta-analysis". Obtenido de JBI Database of Systematic Reviews and Implementation Reports : https://journals.lww.com/jbisrir/Abstract/2018/02000/Intermittent_fasting_interventions_for_treatment.16.aspx

Harvard Medical school. (s.f.). *Harvard Publishing Health*. Obtenido de Type 2 Diabetes Melitus. What is it?: https://www.health.harvard.edu/a_to_z/type-2-diabetes-mellitus-a-to-z

Harvard T.H Chan, *School of public health*. (2020). *Harvard T.H Chan*. Obtenido de https://www.hsph.harvard.edu/about/: https://www.hsph.harvard.edu/nutritionsource/vitamin-c/

Henry RR, G. B. (16 de enero de 1993). "Intensive conventional insulin therapy for type II diabetes. Metabolic effects during a 6-mo outpatient trial". *Diabetes Care*, págs. 21-31.

History.com, e. (10 de septiembre de 2021). "Neolithic Revolution". Obtenido de HISTORY: https://www.history.com/topics/pre-history/neolithic-revolution

Holmes, J. (2022). "What did Stone Age People Eat and Drink?". Obtenido de Major Eras in World History Study Guide / History Courses: https://study.com/academy/lesson/what-did-stone-age-people-eat-and-drink.html#transcriptHeader

IDF, I. D. (s.f.). *idf.org*. Obtenido de About Diabetes: https://www.idf.org/aboutdiabetes/what-is-diabetes/facts-figures.html

IDF, I. D. (s.f.). *International Diabetes asotiation*. Obtenido de idf.org: https://www.idf.org/aboutdiabetes/what-is-diabetes.html?gclid=CjwKCAjwzIH7BRAbEiwAoDxxTgO_39pY5VkXoL8mQQKn-V4xMxhITluJhmKjYMqaysFCh8Jjfp0imaxoC1L-8QAvD_BwE

J Uings, S. F. (22 de junio de 2000). *Journal of Clinical Pathology*. Obtenido de https://mp.bmj.com/: https://mp.bmj.com/content/53/6/295.full

Jason Fung, M. (2022). "The Fasting Method". Obtenido de https://blog.thefastingmethod.com/fasting-a-history-part-i/

Jensen, J. (2019). "Fasting: An Ancient Practice with Modern Relevance". *Journal of the Academy of Nutrition and Dietetics, 119(11)*, 1811-1815.

Jensen, J. R. (30 de diciembre de 2011). "The role of skeletal muscle glycogen breakdown for regulation of insulin sensitivity by exercise". Obtenido de Frontiers in physiology, 2, 112.: https://doi.org/10.3389/fphys.2011.00112

Jesús Alberto Quezada Gallo, D. (1 de septiembre de 2021). "La evolución de nuestra comida". Obtenido de https://hablemosclaro.org/: https://hablemosclaro.org/la-evolucion-de-nuestra-comida/

Joana Araújo, J. C. (Febrero de 2019). "Prevalence of Optimal Metabolic Health in American Adults: National Health and Nutrition Examination Survey 2009-2016". *Journal Metabolic Syndrome and Related Disorders*, págs. 46-52.

Jouanna, J. (2012). "Greek Medicine from Hippocrates to Galen: Selected Papers". Translated by, Neil Allies. *Studies in Ancient Medicine, 40*, 137-139.

Kate Felmet, J. A. (2011). "Neuroendocrine–Immune Mediator Coordination and Disarray in Critical Illness". Obtenido de Pediatric Critical Care (Fourth Edition): https://www.sciencedirect.com/science/article/pii/B9780323073073101028

Katie Melville, P. (24 de septiembre de 2020). "How Does Nutrient-Depleted Soil Impact Our Food, and What Can We Do to Fix It?". Obtenido de https://chriskresser.com: https://chriskresser.com/depletion-of-soil-and-what-can-be-done/#Industrial_Agriculture_Increases_Yields_but_Leads_to_Soil_Erosion_and_Nutrient_Depletion

Katzmarzyk, P. T. (Junio de 2019). "Sedentary Behavior and Health: Update from the 2018 Physical Activity Guidelines Advisory Committee". Obtenido de Medicine and science in sports and exercise: https://doi.org/10.1249/MSS.0000000000001935

Kenneth F Kiple, K. C. (2000). The Cambridge World History of Food. En K. F. Ornelas, *The Cambridge World History of Food* (págs. 11-74). Cambridge: Cambridge University Press.

Kersten., S. (15 de abril de 2001). "Mechanisms of nutritional and hormonal regulation of lipogenesis". Obtenido de EMBO reports, 2(4), 282–286.: https://doi.org/10.1093/embo-reports/kve071

Kevin Ahern, I. R. (6 de marzo de 2021). *Structure & Function- Proteins I*. Obtenido de Oregon State University: https://bio.libretexts.org/Bookshelves/Biochemistry/Book%3A_Biochemistry_Free_For_All_(Ahern_Rajagopal_and_Tan)/02%3A_Structure_and_Function/203%3A_Structure__Function-_Proteins_I

khan Academy. (2022). *Resumen del metabolismo*. Obtenido de https://es.khanacademy.org/science/ap-biology/cellular-energetics/cellular-energy/a/overview-of-metabolism

Klein, S. B.-S. (2019). "Clinical implications of obesity with specific focus on cardiovascular disease: a statement for professionals from the American Heart Association Council on Nutrition, Physical Activity, and Metabolism: endorsed by the American College of Cardiology Found". *Association Council on Nutrition, Physical Activity, and Metabolism.*, 110(18), 2952-2967.

Kumar, V. A. (2019). *Robbins basic pathology*. Elsevier Health Sciences.

Lam, D. (Noviembre de 2011). *How the World Survived the Population Bomb: Lessons From 50 Years of Extraordinary Demographic History*. Obtenido de Demography 48.4 (2011, 1231-1262: https://doi.org/10.1007/s13524-011-0070-z

Latham., K. J. (2013). "Human Health and the Neolithic Revolution: an Overview of Impacts of the Agricultural Transition on Oral Health, Epidemiology, and the Human Body". Obtenido de Anthropology, Department of University of Nebraska-Lincoln: https://digitalcommons.unl.edu/nebanthro/187/

Leturque, A. B.-L. (17 de febrero de 2009). "*GLUT2 mutations, translocation, and receptor function in diet sugar managing*". Obtenido de *American journal of physiology. Endocrinology and metabolism*: https://doi.org/10.1152/ajpendo.00004.2009

Lizzie Streit, M. R. (27 de septiembre de 2018). *Healthline*. Obtenido de https://www.healthline.com/: https://www.healthline.com/nutrition/micronutrients

Lunds Universitet. (s.f.). *Diabetesportalen*. Obtenido de Diabetes: https://www.diabetesportalen.lu.se/om-diabetes

LUSH. (2022). "A History of Preservation". Obtenido de *Finding natural ways to keep things fresh*: https://www.lushusa.com/stories/article_history-of-preservation.html#:~:text=In%20the%20Beginning,a%20preservative%20or%20pickling%20agent.

Machado Olano, K. T. (31 de diciembre de 2019). "Transportadores de glucosa: características genéticas, moleculares y fisiopatológicas". Obtenido de Acta Médica del Centro, 13(4), 584-600: http://scielo.sld.cu/scielo.php?script=sci_arttext&pid=S2709-79272019000400584&lng=es&tlng=es.

Mansoor, N. V. (2016). "Effects of low-carbohydrate diets v. low-fat diets on body weight and cardiovascular risk factors: a meta-analysis of randomised controlled trials". *Journal of the American Medical Association, 16(10), 1154-1161*, 1154-1161.

Masood W, A. P. (22 de junio de 2022). *Ketogenic Diet*. Obtenido de StatPearls [Internet]: https://www.ncbi.nlm.nih.gov/books/NBK499830/

Masood, R. H. (2009). "Dietary Lectins as Disease Causing Toxicants". *Pakistan Journal of Nutrition*, págs. 293-303.

Mattson, M. P. (2015). "Impact of intermittent fasting on health and disease processes". *Ageing research reviews*, 46-58.

Mavros Y, S. K. (12 de febrero de 2014). "Reductions in C-reactive protein in older adults with type 2 diabetes are related to improvements in body composition following a randomized controlled trial of resistance training". Obtenido de *Journal of Cachexia, Sarcopenia and Muscle*: https://doi.org/10.1007/s13539-014-0134-1

Mayo Clinic Staff. (6 de junio de 2021). *Mayo Clinic*. Obtenido de Nutrition and healthy eating: https://www.mayoclinic.org/healthy-lifestyle/nutrition-and-healthy-eating/in-depth/fiber/art-20043983

Mazur-Bialy, A. I. (21 de diciembre de 2016). "Riboflavin Reduces Pro-Inflammatory Activation of Adipocyte-Macrophage Co-culture. Potential Application of Vitamin B2 Enrichment for Attenuation of Insulin Resistance and Metabolic Syndrome Development". Obtenido de Molecules (Basel, Switzerland): https://doi.org/10.3390/molecules21121724

McChesney, M. J. (10 de diciembre de 2016). "Relationship Between High-Fructose Corn Syrup, Uric Acid, and Metabolic Syndrome". Obtenido de *Journal of Pediatric Surgical Nursing*: https://journals.lww.com/journalofpediatricsurgicalnursing/fulltext/2016/10000/

relationship_between_high_fructose_corn_syrup,.4.aspx#:~:text=When%20fructose%20is%20metabolized%2C%20hepatic,in%20the%20kidneys%20and%20adipocytes.

McKeown, N. M. (28 de abril de 2009). "Dietary carbohydrates and cardiovascular disease risk factors in the Framingham offspring cohort". Obtenido de *National Library of Medicine*: https://www.ncbi.nlm.nih.gov/pmc/articles/PMC5062606/

Messina, G. P. (2015). "Exercise Causes Muscle GLUT4 Translocation in an Insulin-Independent Manner". Obtenido de *Biology and Medicine*: https://www.walshmedicalmedia.com/open-access/exercise-causes-muscle-glut4-translocation-in-an-insulinindependent-manner-0974-8369-1000s3007.pdf

Meštrović, T. (27 de noviembre de 2022). "What is Lipogenesis?". Obtenido de News-Medical.: https://www.news-medical.net/life-sciences/What-is-Lipogenesis.aspx.

Michael H. Davidson, V. P. (Agosto de 2021). *Generalidades sobre el metabolismo de los lípidos*. Obtenido de MANUAL MSD: https://www.msdmanuals.com/es/professional/trastornos-endocrinol%C3%B3gicos-y-metab%C3%B3licos/trastornos-de-los-l%-C3%ADpidos/generalidades-sobre-el-metabolismo-de-los-l%C3%ADpidos

Miguel I. Gómez, C. B.-A. (Octubre de 2013). "Post-green revolution food systems and the triple burden of malnutrition". Obtenido de *Food Policy*,Volume 42, Pages 129-138,: https://doi.org/10.1016/j.foodpol.2013.06.009

Monika Mackowiak-Dryka, W. P. (30 de abril de 2015). "Parabens: food preservatives and consumer safety". Obtenido de https://www.researchgate.net: https://www.researchgate.net/publication/291457150_Parabens_food_preservatives_and_consumer_safety

National Research Council, U. (1989). "Diet and Health: Implications for Reducing Chronic Disease Risk". Obtenido de *Fat-Soluble Vitamins*: https://www.ncbi.nlm.nih.gov/books/NBK218749/

Nelson, D. L. (2017). *Lehninger principles of biochemistry.* Macmillan.

Newsholme, E. A. (2001). "Integration of biochemical and physiologic effects of insulin on glucose metabolism". *Experimental and clinical endocrinology & diabetes : official journal, German Society of Endocrinology [and] German Diabetes Association, 109 Suppl 2,* 122-134.

O'Keefe, J. H. (1 de enero de 2004). "Cardiovascular disease resulting from a diet and lifestyle at odds with our Paleolithic genome: how to become a 21st-century hunter-gatherer". Obtenido de Mayo Clinic proceedings, 79 (1), 101–108.: https://doi.org/10.4065/79.1.101

OMS. (31 de enero de 2018). "Aditivos alimentarios". Obtenido de Organización Mundial de la Salud: https://www.who.int/es/news-room/fact-sheets/detail/food-additives

OMS. (9 de junio de 2021). "Obesidad y sobrepeso". Obtenido de Organización Mundial de la Salud: https://www.who.int/es/news-room/fact-sheets/detail/obesity-and-overweight

OMS, O. M. (s.f.). *"Who.int."*. Obtenido de *Obesidad y sobrepeso*: https://www.who.int/es/news-room/fact-sheets/detail/obesity-and-overweight

OPS, o. P. (7 de enero de 2023). "Enfermedades no transmisibles". Obtenido de OPS: https://www.paho.org/es/temas/enfermedades-no-transmisibles

Organización Mundial de la Salud. (25 de agosto de 2021). *OMS*. Obtenido de *Más de 700 millones de personas con hipertensión sin tratar*: https://www.who.int/es/news/item/25-08-2021-more-than-700-million-people-with-untreated-hypertension

Organización Panamericana de la salud, OPS. (2015). *Alimentos y bebidas ultraprocesados en América Latina: tendencias, efecto sobre la obesidad e implicaciones para las políticas públicas*. Washington, DC.

Pamela Carvallo, E. C.-d.-L. (16 de abril de 2019). "Efectos Metabólicos del Consumo Excesivo de Fructosa Añadida". Obtenido de *International Journal of Morphology*: http://dx.doi.org/10.4067/S0717-95022019000301058

Pan, L. F. (19 de febrero de 2018). "The Influences of Soybean Agglutinin and Functional Oligosaccharides on the Intestinal Tract of Monogastric Animals". *International Journal of Molecular Sciences*, pág. 554.

Paoli, A. (2014). "Ketogenic diet for obesity: friend or foe?". *International Journal of Environmental Research and Public Health*, 11(2), 2092-2107.

Paoli, A. B. (2 de febrero de 2015). "Ketosis, ketogenic diet and food intake control: a complex relationship". Obtenido de *Frontiers in psychology*: https://www.frontiersin.org/articles/10.3389/fpsyg.2015.00027/full

Paoli, A. R. (26 de junio de 2013). "Beyond weight loss: a review of the therapeutic uses of very-low-carbohydrate (ketogenic) diets". Obtenido de *European Journal of Clinical Nutrition*: https://www.ncbi.nlm.nih.gov/pmc/articles/PMC3826507/

Patterson, R. E. (18 de febrero de 2015). "*Intermittent Fasting and Human Metabolic Health*". Obtenido de *Journal of the Academy of Nutrition and Dietetics*: https://doi.org/10.1016/j.jand.2015.02.018

Patterson, R. E. (2019). "Intermittent fasting and human metabolic health". *Journal of the Academy of Nutrition and Dietetics*, 1272-1285.

R. J. Johnson, P. S.-L.-H.-I.-H. (Marzo de 2020). "Fructose metabolism as a common evolutionary pathway of survival associated with climate change, food shortage and droughts". Obtenido de *Journal of Internal Medicine*: https://onlinelibrary.wiley.com/doi/full/10.1111/joim.13011

Rapaport, L. (15 de agosto de 2022). "What Are Ultra-Processed Foods? A Detailed Scientific Guide". Obtenido de *Everyday health*: https://www.everydayhealth.com/diet-nutrition/ultra-processed-foods/guide/

Real Academia Española. (2021). *Real Academia Española*. Obtenido de *Diccionario de la Lengua Española*: https://dle.rae.es/dieta

Richard Bowen, C. S. (Febrero de 2019). "Physiologic Effects of Insulin". Obtenido de *Pathophysiology of the Endocrine System*: http://www.vivo.colostate.edu/hbooks/pathphys/endocrine/pancreas/insulin_phys.html#:~:text=Insulin%20inhibits%20breakdown%20of%20fat,be%20used%20to%20synthesize%20glycerol.

Rivera, N. (24 de junio de 2021). *Asociación Mexicana de la diabetes.* Obtenido de *Transportadotres de glucosa (GLUTS)*: https://www.amdiabetes.org/post/transportadores-de-glucosa-gluts

Rizza RA, M. L. (Octubre de 1985). "Production of insulin resistance by hyperinsulinaemia in man". *Diabetología.*, págs. 28(2):70-75.

Robinson, A. M. (1980). "Physiological roles of ketone bodies as substrates and signals in mammalian tissues". *Physiological Reviews*, 143-187.

Röder, P. V. (11 de marzo de 2016). "Pancreatic regulation of glucose homeostasis". Obtenido de *Experimental & molecular medicine*, 48(3), e219.: https://doi.org/10.1038/emm.2016.6

Safefood. (2022). "The history of food colour additives". Obtenido de *Foodwise*: https://www.safefood.net/food-colours/history

Sánchez-Ken, J. G. (2022). *Inecol.* Obtenido de Instituto de Ecología: https://www.inecol.mx/inecol/index.php/es/ct-menu-item-25/ct-menu-item-27/17-ciencia-hoy/1376-que-es-el-almidon

Santos, F. L. (2012). "Systematic review and meta-analysis of clinical trials of the effects". *Nutrition, Metabolism and Cardiovascular Diseases*, 22(12), 941-951.

Santos-Longhurst, A. (9 de julio de 2019). *Healthline.* Obtenido de https://www.healthline.com/health/fat-digestion

Sara B Seidelmann, B. C. (16 de agosto de 2018). *Dietary carbohydrate intake and mortality: a prospective cohort study and meta-analysis.* Obtenido de *Lancet*: https://www.thelancet.com/action/showPdf?pii=S2468-2667%2818%2930135-X

Sarah Hallberg, D. M. (31 de enero de 2018). *Virtahealth. com*. Recuperado el 25 de enero de 2021, de Virtahealth.com: https://www.virtahealth.com/blog/low-carb-research-comprehensive-list

Sarah Hallberg, D. M. (31 de enero de 2018). *Virtahealth. com*. Obtenido de Virtahealth.com: https://www.virtahealth.com/blog/low-carb-research-comprehensive-list

Science Museum. (27 de noviembre de 2019). *FOOD: A CHEMICAL HISTORY*. Obtenido de https://www.sciencemuseum.org.uk/objects-and-stories/chemistry/food-chemical-history

Seidelmann, S. B. (2021). "The burden of carbohydrates in health and disease". *The Lancet Public Health*, 6 (7), e445-e456. Obtenido de *The Lancet Public Health*.

Servicio de Información Agroalimentaria y Pesquera. (12 de septiembre de 2021). "¿Quién fue Norman Ernst Borlaug?". Obtenido de Gobierno de México: https://www.gob.mx/siap/articulos/quien-fue-norman-ernst-borlaug?idiom=es#:~:text=Conocido%20como%20el%20padre%20de,consolid%C3%B3%20la%20llamada%20Revoluci%C3%B3n%20verde.

Shafaq Asif, M. B. (2020). "Historical Background of Food Additives, Their Advantages and Drawbacks". En *Food additives and human health* (págs. 1-17). Singapure: Bentham Science Publishers Pte.ltd.

Shah, M. A.-H. (2013). "Weight loss and exercise in obese older adults". *Current Opinion in Clinical Nutrition and Metabolic Care*, 471-476.

Shanik MH, X. Y. (Febrero de 2008). "Insulin resistance and hyperinsulinemia: is hyperinsulinemia the cart or the horse? *Diabetes Care*, págs. 262-267.

Shaw, K. A. (18 de octubre de 2006). *Exercise for overweight or obesity*. Obtenido de *Cochrane Database of Systematic Reviews*: https://doi.org/10.1002/14651858. CD003817.pub3

Snorgaard O, P. G. (23 de febrero de 2017). *"Systematic review and meta-analysis of dietary carbohydrate restriction in patients with type 2 diabetes"*. Obtenido de BMJ *Open Diabetes Research and Care*: https://drc. bmj.com/content/5/1/e000354

Snorgaard, O. P. (2017). "Systematic review and meta-analysis of dietary carbohydrate restriction in patients with type 2 diabetes". *The Lancet Diabetes & Endocrinology*, 5(1), 9-16.

Steven R Grundy, M. (2017). *Planta Paradox. The hidden dangers i "healthy" foods taht cause disease and weigth gain*. New York: HarperCollins Publishers Australia Pty. Ltd.

Strasser, B. S. (2013). "Effects of resistance training on insulin resistance in non-obese, young women: a randomized controlled trial". *Clinical Physiology and Functional Imaging*, 357-363. Obtenido de Clinical Physiology and Functional Imaging.

Tabea C Hornung, H.-K. B. (28 de agosto de 2019). "Glut-1 explains the evolutionary advantage of the loss of endogenous vitamin C-synthesis: The electron transfer hypothesis". Obtenido de *Evolution, Medicine, and Public Health*, Volume 2019, Pages 221–231: https:// doi.org/10.1093/emph/eoz024

Tinsley GM, L. B. (15 de septiembre de 2015). "Effects of intermittent fasting on body composition and clinical health markers in humans". Obtenido de *Nutrition reviews*: https://doi.org/10.1093/nutrit/nuv041

Tinsley, G. M. (2015). "Effects of intermittent fasting on body composition and clinical health markers in humans". *Nutrition reviews*, 73(10), 661–674.

Tinsley, G. M. (17 de marzo de 2017). "Time-restricted feeding in young men performing resistance training: A randomized controlled trial". Obtenido de *European Journal of Sport Science*: https://doi.org/10.1080/174 61391.2016.1223173

Tinsley, G. M., Forsse, J. S., Butler, N. K., Paoli, A., Bane, A. A., La Bounty, P. M., & Morgan, G. B. (2017). "Time-restricted feeding in young men performing resistance training: A randomized controlled trial". *European Journal of Sport Science, 17(2)*, 200-207.

Tom brody. (1999). *Nutritional biochemistry. 2nd edition.* Academic Press.

Vargas E, P. V. (8 de Mayo de 2022). *Physiology.* Obtenido de Glucose Transporter Type 4: https://www.ncbi.nlm. nih.gov/books/NBK537322/

Vasconcelos IM, O. J. (15 de septiembre de 2004). "Antinutritional properties of plant lectins". *Toxicon*, págs. 385-403.

Vasim, I. M. (31 de enero de 2022). "Intermittent Fasting and Metabolic Health". Obtenido de *Nutrients*: https:// www.ncbi.nlm.nih.gov/pmc/articles/PMC8839325/

Virta Health. (s.f.). *virtahealth.com.* Obtenido de virtahealth. com: https://www.virtahealth.com/research

Volek, J. S. (April de 2009). "Carbohydrate restriction has a more favorable impact on the metabolic syndrome than a low fat diet". Obtenido de *Lipids*: https://doi. org/10.1007/s11745-008-3274-2

Wasserman D.H. (2008). "Four grams of glucose". *American Journal of Physiology. Endocrinology and metabolism, 296(1)*, E11–E21. *https://doi. org/10.1152/ajpendo.90563.2008, 296(1).*

WHO. (1 de noviembre de 2021). *https://www.who.int/*. Obtenido de https://www.who.int/health-topics/: https://www.who.int/health-topics/micronutrients#tab=-tab_1

Wikipedia . (2022). *Glycogen.* Obtenido de https://en.wikipedia.org/wiki/Glycogen

Wikipedia. (1 de noviembre de 2021). *Wikipedia.* Obtenido de https://es.wikipedia.org/: https://es.wikipedia.org/wiki/Gl%C3%BAcido#Definiciones_y_etimolog%-C3%ADas

Wikipedia. (Julio de 2022). *Digestion.* Obtenido de the free encyclopedia: https://en.wikipedia.org/wiki/Digestion

Wikipedia. (21 de noviembre de 2022). *Revolución neolítica.* Obtenido de https://es.wikipedia.org/wiki/Revoluci%C3%B3n_neol%C3%ADtica

Wilcox G. (2005). "Insulin and insulin resistance". *The Clinical biochemist*, 19-39.

Yang, S. (6 de diciembre de 2012). "New gene found that turns carbs into fat, could be target for future drugs". Obtenido de *Berkeley News*: https://news.berkeley.edu/2012/12/06/gene-converts-carbs-to-fat/

Yvon Carpentier, L. S. (23 de junio de 2008). "Basics in clinical nutrition: Lipid metabolism". Obtenido de e-SPEN,the *European e-Journal of Clinical Nutrition and Metabolism*: https://clinicalnutritionespen.com/article/S1751-4991(08)00049-8/pdf